AF365973

TRAITÉ DE TOILETTE.

V 2734
B 6.1.

27490

IMPRIMERIE A. FRANÇOIS ET COMP^e.

Rue du Petit-Carreau, 32.

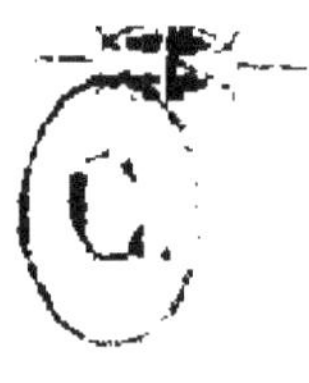

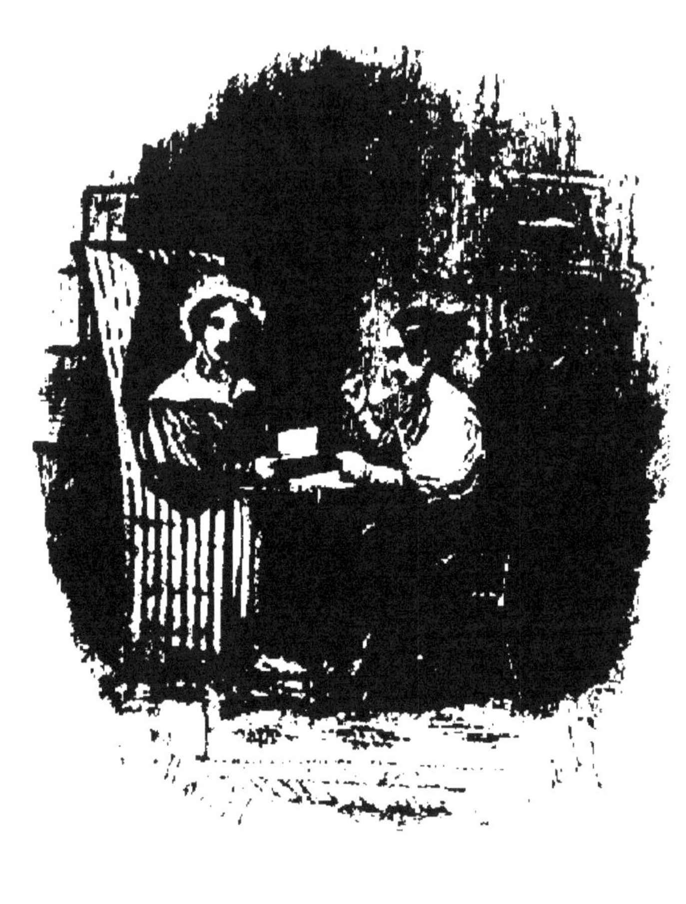

Traité

DE

TOILETTE

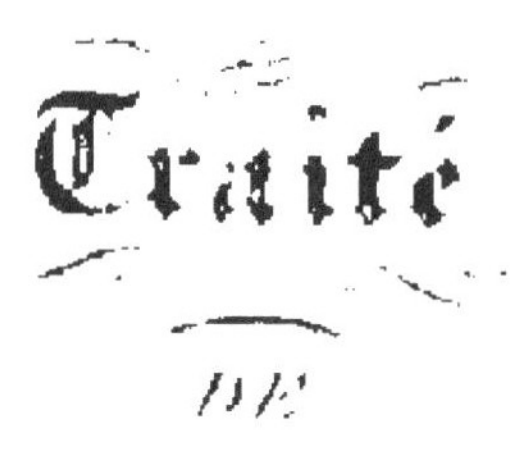

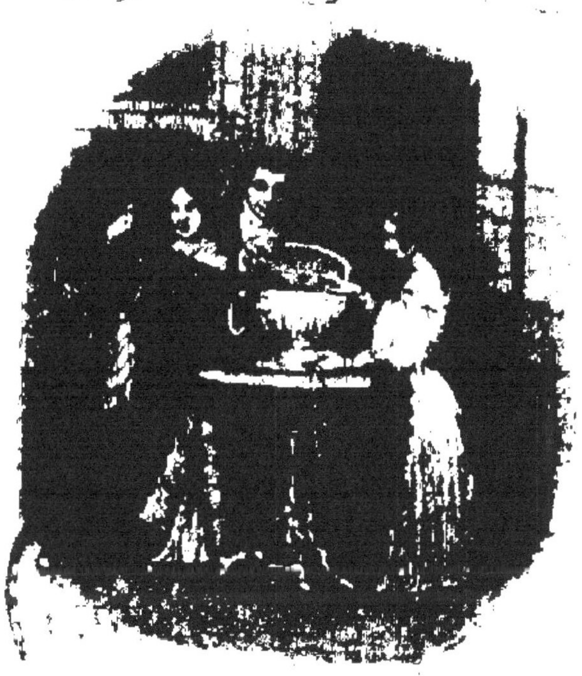

PARIS.

Constant Chantpie, éditeur

Place du petit Carreau, n° 32.

TRAITÉ
DE TOILETTE

A L'USAGE

DES DAMES.

PAR Mme EMILE M. DE S. H...

CINQUIÈME ÉDITION.

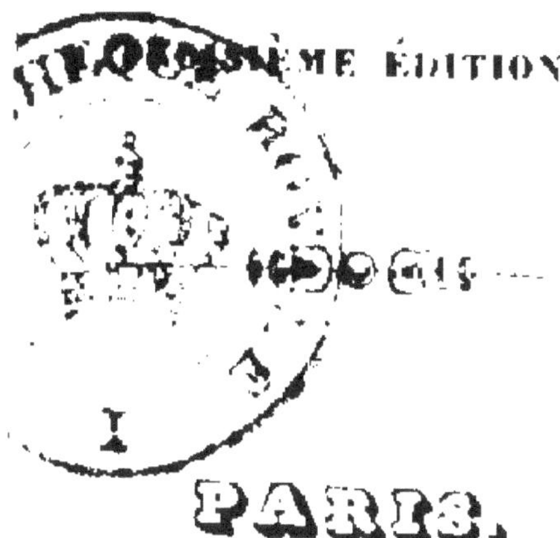

PARIS.

CONSTANT-CHANTPIE, ÉDITEUR,

RUE DU PETIT-CARREAU, 52.

JAN

1
2
3
4
5
6
7
8
9
10
11
12
13
14
15
16
17
18
19
20
21
22
23
24
25
26
27
28
29
30
31

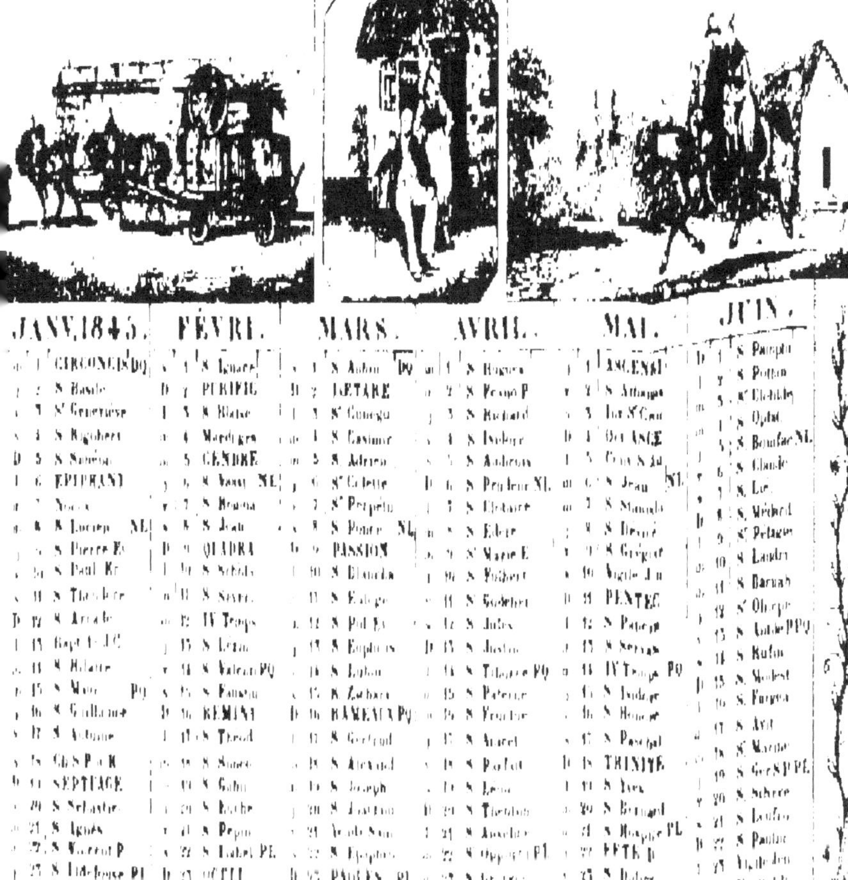

JANV. 1845. | FÉVR. | MARS. | AVRIL. | MAI. | JUIN.

JANV. 1845.	FÉVR.	MARS.	AVRIL.	MAI.	JUIN.
1 CIRCONCIS DO	1 S. Ignace	1 S. Aubin DO	1 S. Hugues	1 ASCENSI	1 S. Pamphi
2 S. Basile	2 PURIFIC	2 LÆTARE	2 S. François P	2 S. Athanase	2 S. Pothin
3 S'e Geneviève	3 S. Blaise	3 S'e Cunégo	3 S. Richard	3 Inv. S'e Croi	3 S'e Clotilde
4 S. Rigobert	4 Mardi-gras	4 S. Casimir	4 S. Isidore	4 Dét. ANGE	4 S'e Optat
5 S. Siméon	5 CENDRE	5 S. Adrien	5 S. Ambroise	5 Conv. S. Au	5 S. Boniface NL
6 ÉPIPHANI	6 S. Vaast NL	6 S'e Colette	6 S. Prud. DO	6 S. Jean NL	6 S. Claude
7 Noce	7 S'e Reine	7 S'e Perpétu	7 S. J. Baptiste	7 S. Stanislas	7 S. Léon
8 S. Lucien NL	8 S. Jean	8 S. Ponce NL	8 S. Edme	8 S. Désiré	8 S. Médard
9 S. Pierre Er	9 QUADRA	9 PASSION	9 S'e Marie E.	9 S. Grégoire	9 S'e Pélagie
10 S. Paul Er	10 S'e Scholas	10 S'e Blanche	10 S. Fulbert	10 Rogat. Jun	10 S'e Landri
11 S. Théodore	11 S'e Sexte	11 S'e Eulogio	11 S. Godefroi	11 PENTEC	11 S. Barnab
12 S. Arcade	12 IV Temps	12 S. Pol E.	12 S. Jules	12 S. Pancrace	12 S'e Olberge
13 Bapt. de J.C.	13 S. Lézin	13 S'e Euphras	13 S. Justin	13 S. Servais	13 S'e Gabi PPQ
14 S. Hilaire	14 S. Valent PQ	14 S'e Lubin	14 S. Tiburce PQ	14 IV Temps PQ	14 S. Rufin
15 S. Maur PQ	15 S. Faustin	15 S'e Zacharie	15 S. Paterne	15 S'e Isidore	15 S'e Modest
16 S. Guillaume	16 REMINI	16 RAMEAUX PQ	16 S. Fructue	16 S. Honoré	16 S'e Fargea
17 S. Antoine	17 S. Théod	17 S'e Gertrud	17 S. Anicet	17 S. Pascal	17 S. Avit
18 GASP'R	18 S'e Susee	18 S. Alexand	18 S. Parfait	18 TRINITÉ	18 S'e Marine
19 SEPTUAGE	19 S'e Gabin	19 S. Joseph	19 S. Léon	19 S. Yves	19 S. Gerv. S. P. PE
20 S. Sébastien	20 S'e Roche	20 S. Joachim	20 S. Théodore	20 S. Bernard	20 S'e Silvère
21 S'e Agnès	21 S. Pépin	21 Vend-Sain	21 S. Anselme	21 S. Hospice PL	21 S. Leufroi
22 S. Vincent P	22 S'e Isabel PE	22 S. Epiphane	22 S. Oppor. PL	22 FÊTE D	22 S. Paulin
23 S. Ildefonse PE	23 Q'TIL	23 PAQUES PL	23 S. Georges	23 S'e Didier	23 Vig. de Jean
24 S. Babylas	24 S. Mathi	24 S'e Simon	24 S. Lévin	24 S. Donatien	24 Nat. S. J. B
25 Conv. S. Paul	25 S'e Césair	25 S'e Jacque	25 S. Marc	25 S. Urbain	25 S. Prosper
26 SEXAGESIM	26 S'e Nestor	26 S'e Ludger	26 S. Clet	26 S'e Opportun	26 S. Babolin DO
27 S. Julien	27 S. Honoré	27 S. Rupert	27 S. Polycar	27 S. Hildevert	27 S. Crescen
28 S'e Charlemag	28 S. Roman	28 S. Gontran	28 ROGATION DO	28 S. Germain DO	28 Vig. de Jon
29 S. François S		29 S'e Eustase	29 S. Robert	29 Oct. F. D	29 S. Pierre
30 S'e Bathilde	30 S'e Ludovic	30 QUASIMO DO	30 S. Féloph	30 S'e Félix	30 Com. S. P.
31 S. Marcelle DO	31 Com. S. Lin De S. PE	31 ANNONCI		31 S. Pétronel	

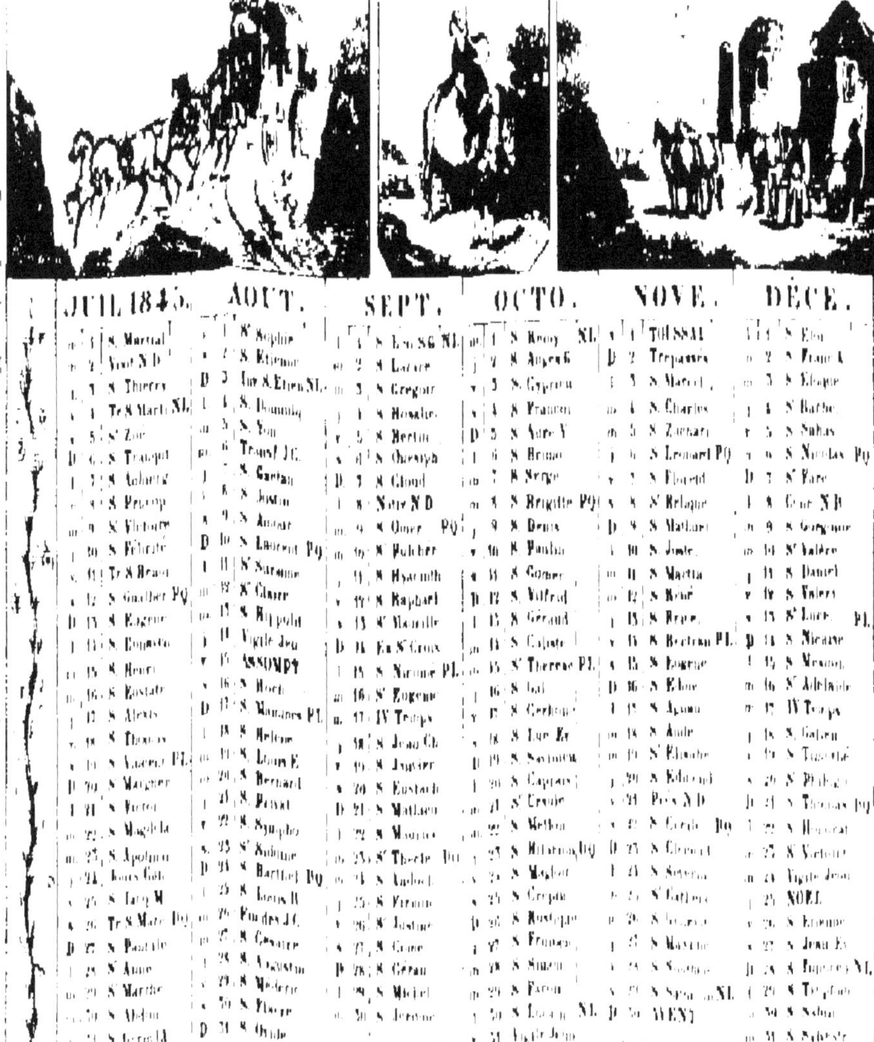

JUIL 1845. AOUT. SEPT. OCTO. NOVE. DÉCE.

Qui distingue les peuplades sauvages des nations civilisées ?—La toilette.

Qui marque les différens degrés de civilisation parmi les nations ?—La toilette.

La toilette sépare les peuples plus encore que les frontières ; elle subdivise les nations entr'elles. Une Lapone ne s'habillera pas comme une Française : la femme d'un chef Hottentot n'a rien de commun avec la femme d'un banquier de Paris.

De même que la civilisation a ses degrés, la toilette a ses cathégories, car l'art de se vêtir, de se soigner est aujourd'hui une science.

L'éducation, l'aisance, l'émulation,

repandent chaque jour de plus en plus le goût de la propreté et de l'élégance. Toutes les industries profitent plus ou moins de ce progrès; mais la Parfumerie surtout lui doit un développement considerable et d'importantes découvertes. Parmi les maisons qui repondent le mieux au besoin général et qui ont su particulièrement meriter la faveur publique, celle de MM. GELLÉ frères tient le premier rang. Depuis dix-huit ans, elle jouit d'une reputation qui chaque jour s'etend et s'accrédite en France et à l'étranger, elle obtient une préférence marquée; une confiance légitime s'attache à tout ce qu'elle produit Nous devons mentionner toutefois particulièrement le *Régénérateur* pour la crue des Cheveux, auquel ces **parfumeurs** distingués ont donné leur nom. La vogue obtenue par ce précieux cosmétique est loin de se rallentir, et les avantages qu'en obtiennent les personnes qui l'emploient ne peuvent qu'y ajouter infailliblement. Le passé répond de l'avenir. C'est également chez MM. Gellé que se trouve l'*Eau d'Albion*, si recherchée pour la toilette des Dames. Leurs *Savons*, leurs *Cosmétiques* ne laissent rien à désirer. Nulle part encore on ne rencontrera un meilleur choix de *Bandolines* pour fixer les cheveux, de *Sachets* parfumés pour le papier et la lingerie ; d'*Eaux de Cologne*, de *Lavande ambrée*, parfums exquis. Nous devions signaler à l'attention publique une maison qui contribue le plus à maintenir la Parfumerie française au rang qu'elle occupe dans le monde commercial et dans le monde élégant.

Nous avons divisé ce petit Traité en cinq parties.

Dans la *première*, nous avons consideré la toilette sous le rapport de l'ordre et de la santé, c'est-à-dire, la manière d'embellir la Peau, les Cheveux, les Dents, les Mains, etc.

Dans la *seconde*, nous avons envisagé la toilette sous le rapport de l'élégance, en indiquant le choix le mieux approprié aux vêtemens en général, selon les saisons, les circonstances et la position de fortune.

Quant à la *troisième*, elle a pour objet d'enseigner les différentes manières de se parer pour un bal, une assemblée, un repas, un mariage, etc. etc. ; les parures qui doivent distinguer la jeune fille de la femme raisonnable ; le rapport qui existe entre les couleurs, l'âge, la figure la taille et même le caractère, en donnant quelques conseils sur l'usage et l'entente des deuils.

La *quatrième* partie est consacrée au choix des appartemens, à leur entretien et à leur salubrité, et aux convenances à observer dans l'ordonnance d'un mobilier.

Enfin, sous le titre d'*Appendice*, nous avons consacré une *cinquième partie* à l'économie de la toilette, en traitant de tous ces petits secrets et en donnant la clef de cette foule de recettes aussi simples que peu dispendieuses, qui tendent non seulement à conserver et à entretenir la beauté, mais encore à conserver et entretenir les vêtemens, le linge, les bijoux, besoins de première nécessité, dont les mœurs ont fait aujourd'hui une occupation aussi utile qu'agréable.

Heureux si nous avons pu réussir dans notre entreprise.

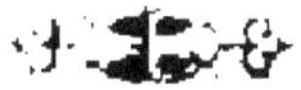

TRAITÉ DE TOILETTE.

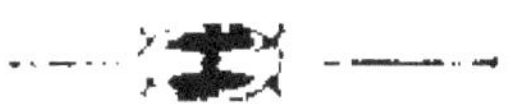

PREMIÈRE PARTIE.

1. — *Des Bains et de la propreté en général.*

Si la toilette exige que les soins de la
propreté surtout soient mis en rapport
avec l'âge, le tempérament et le sexe,
l'hygiène veut aussi que ces soins diffèrent selon les lieux, les saisons et les
températures.

De tous les soins qu'exige la toilette,
le plus agréable, le plus naturel, le plus
simple, le bain, en un mot, est celui

qui exerce l'influence la plus immédiate sur la santé.

Le bain fait éprouver un bien-être qui peut suffire pour en apprécier les bienfaisantes vertus. En débouchant les pores, il accélère la circulation, facilite et augmente la transpiration. Il agit immédiatement sur la peau en enlevant, pour ainsi dire, les écailles qui couvrent l'épiderme de notre corps.

Les effets du bain sont différens suivant le degré de chaleur ou de froid de l'atmosphère; lorsqu'on en sort, les précautions qu'on doit prendre diffèrent selon la température. La chaleur distend le corps ; le froid, au contraire, le resserre.

Les bains froids sont toniques ; mais il faut que l'immersion soit complète et subite. Il peut être dangereux d'entrer dans un bain froid; lorsqu'on n'y pénètre que graduellement, le froid refoule la chaleur vers les extrémités, le cerveau, par exemple. En général si le bain froid est favorable à la jeunesse dont elle fortifie le tempérament, il ne convient ni à la vieillesse, ni aux constitutions faibles, ni aux poitrines délicates, parce que la réaction ne pouvant s'opérer, la chaleur ne se rétablit que difficilement.

Lorsqu'on veut prendre un bain froid, il faut absolument que le corps soit reposé, que la digestion soit entièrement faite, et que la transpiration ne soit pas excitée par la marche. Quand l'eau se trouve à une douce température, on peut y rester une demi-heure, trois quarts d'heure, mais jamais plus d'une heure.

Au sortir du bain, on doit avoir la précaution de s'essuyer et de se frictionner tout le corps afin d'enlever l'humidité et surtout de débarrasser la peau des parcelles qui s'en détachent par l'action de l'eau.

Si l'on se sentait refroidi, il faudrait

sur le champ rappeler la chaleur en se frottant avec de l'eau de Cologne ou tout autre spiritueux; et pour rétablir entièrement la transpiration, faire un exercice modéré.

Il est prudent de s'abstenir de manger immédiatement en sortant du bain, parce que la chaleur se reportant du centre aux extrémités, laisse les organes digestifs dépourvus d'une partie de la force nécessaire pour s'acquitter de leurs fonctions.

Si les bains froids conviennent aux femmes d'un tempérament sanguin, ou douées d'embonpoint, ils peuvent être nuisibles à celles disposées à la maigreur. En général, ils conviennent peu aux personnes habituées à une vie molle et sédentaire, et par prudence elles ne doivent en prendre que lorsqu'ils leur sont prescrits.

Les bains chauds augmentent la transpiration ; ils la rétablissent si elle est supprimée, et ramollissent les fibres. Il faut régler leur usage sur l'état de la santé; pris trop fréquemment, ils affai-blissent, épuisent et prédisposent aux rhumes.

Pour les bains tièdes ou chauds, il ne faut pas autant de précautions que pour se plonger dans l'eau froide; mais celles à prendre sont plus nécessaires à la sortie.

Après avoir pris un bain chaud, il faudrait pouvoir se mettre au lit, bien entendu après s'être essuyé complète-ment avec des linges secs et chauds; car ce qui cause de fréquentes maladies, c'est de s'exposer à l'action de l'air ex-térieur.

Règle générale : il faut se reposer *avant* le bain froid, et *après* le bain chaud.

Un soin trop souvent négligé, au sor-tir du bain, dans l'intérêt de la santé, ce

sont les frictions : l'usage de la bross[e]
à frictionner ne compromet point l[a]
peau et la dégage des petites pellicul[es]
écailleuses que l'eau a soulevées. S[i]
l'on ne peut se coucher après le bai[n]
il faut prendre un peu d'exercice ; o[n]
ressentira immédiatement les effets d[e]
cette précaution, et la peau en retirer[a]
d'inappréciables avantages.

Dans les climats très-froids, les bai[ns]
de vapeur servent à exciter la transp[i]
ration lente et rare. Dans les région[s]
tempérées, les bains tièdes sont néce[s]
saires pour détacher de l'épiderme l[es]
molécules émanées du corps. Dans l[es]
temps humides, les frictions sèches so[nt]
plus convenables. Enfin dans les climat[s]
chauds, la transpiration étant presqu[e]
continuelle, les bains à un degré inf[é]
rieur à celui de l'air atmosphérique
sont indispensables pour rétablir l'équi[
libre dans les humeurs et calmer leu[r]
effervescence habituelle.

Si les localités, ou tout autre cause, ne permettaient pas de prendre des bains entiers, il faudrait y suppléer par des lotions à l'eau chaude ou froide, selon la saison; elles ne procureront peut-être pas tous les avantages hygiéniques du bain, mais elles suffiront à l'entretien de la peau.

II. — De la Beauté.

La beauté est toujours bonne à conserver à tel âge que ce soit.

Il faut éviter autant que possible d'augmenter sa laideur (lorsque la nature ne vous a pas favorisé).

La beauté reçoit un nouvel éclat de la propreté, de l'ordonnance et du soin qui règnent dans l'ensemble d'une toilette.

On se fait à la laideur; à la négligence, jamais : la beauté a pour base

la jeunesse et la santé, une hygiène bien
entendue peut seule prolonger l'un et
assurer l'autre.

La blancheur et *l'animation* consti-
tuent la beauté de la peau ; les procédés
les plus simples la conservent dans tout
son éclat. Il faut donc bien se garder de
faire usage de cette foule de cosmétiques dont l'acidité et les sels minéraux
forment la base, et ne faire usage que
de cosmétiques de parfumeurs renommés, tels que MM. Gellé frères, etc.,
sans quoi on peut s'exposer à de graves accidents.

Pour les jeunes personnes, rien de
mieux que l'eau fraîche, dans laquelle
elles peuvent ajouter quelques gouttes
d'eau de Cologne. Le seul soin qu'elles
doivent avoir est de ne pas exposer au
grand air leur visage encore mouillé.

III. — [De la Chevelure.]

Le plus bel ornement de la tête est sans contredit la chevelure. Aussi exige-t-elle des soins indispensables et quotidiens.

Dès le saut du lit, il faut s'essuyer la tête avec un linge sec, démêler ses cheveux, les passer au peigne fin et les brosser. De cette manière, ils seront souples et brillants sans avoir besoin d'employer plus d'une ou deux fois la semaine, en petite quantité, le Régénérateur décrit plus loin.

La pommade vulgaire c'est-à-dire commune ; doit être bannie à jamais de la toilette, en hiver surtout.

Néanmoins, c'est une chose fort disgracieuse et quelquefois même douloureuse, que d'avoir dans les cheveux ce qu'on appelle des *épis* : pour les éviter, il suffit souvent d'avoir le soin, avant de se coucher, de passer le peigne dans ses cheveux et de mettre son fichu, ou son bonnet de nuit, de manière à ce qu'ils se trouvent couchés dans leur sens naturel.

Rien de plus pernicieux que de passer ses cheveux au fer chaud.

Une personne qui entend bien l'économie de sa coiffure, doit se faire couper le bout des cheveux tous les quinze jours. Cette précaution les empêche, non seulement de devenir fourchus, mais elle leur donne la force et la souplesse tout-à-la-fois.

Les cheveux secs et rudes se hérissent et exigent d'être souvent graissés: dans ce cas, l'emploi fréquent du Régénérateur devient nécessaire.

Les cheveux naturellement gras veulent être souvent lavés avec une petite dissolution de savon épuré et parfumé.

Chaque jour il faut au moins essuyer

une fois ses cheveux, avec de la flanelle après les avoir passés au peigne fin et brossés avec une brosse douce.

Les personnes dont les cheveux sont remplis d'une petite pellicule blanche qui se détache de la tête, auront besoin de se servir d'un morceau de crêpe.

Quand vous remarquerez que vos cheveux sont un peu graisseux, poudrez-les le soir d'un peu de poudre d'iris de Florence. Cette poudre, d'un jaune très clair, laisse un peu cette teinte sur les cheveux, mais après s'être peigné deux ou trois fois et servi du morceau de crêpe, elle disparaît entièrement. Mais si après un long voyage ou une maladie, les cheveux ont besoin d'un nétoyage plus complet, faites ce que vous feriez pour enlever des taches sur de l'étoffe : prenez un jaune d'œuf cru, étendez-en une partie sur la main et passez-la à plusieurs reprises dans les cheveux. En les peignant au peigne fin,

l'œuf détachera toutes les parties hété-
rogènes qui se trouvent dans la chevelure, et elle y gagnera un lustre et un
éclat que nul autre soin, ou même l'emploi d'un cosmétique quelconque, ne
saurait lui procurer.

IV. [illegible]

La beauté de l'œil tient moins à sa
forme et à sa couleur qu'à son expression naturelle.

L'affectation dans le regard fait per-
dre tout le charme d'un coup d'œil aux
plus beaux yeux du monde : comme rien
n'est plus déplaisant que ce qu'on appelle la *mignardise*, on doit toujours regarder franchement son interlocuteur.

Il faut établir une grande distinction
entre les mauvais et les vilains yeux.
La faiblesse des uns n'est qu'une infir-
mité : mais les yeux durs, faux ou obli-

ques sont des indices certains d'inso-
ciabilité.

Un travail assidu, la fatigue, les veilles, les spectacles, même un trop long
sommeil, ternissent les yeux et les font
paraître cernés ; il n'y a d'autre remède
à opposer à cela que le repos. Toute
lotion pharmaceutique peut être dan-
gereuse, et l'eau fraîche administrée
matin et soir, en lotion, suffit pour leur
donner de l'éclat.

V. — De la Bouche et des Dents.

Si les yeux sont le miroir de l'âme,
la bouche peut être regardée comme
l'interprète du cœur.

La bouche est de toutes les parties du
visage la plus gracieuse, la plus expres-
sive ; autour d'elle viennent se jouer la
gaîté, la bouderie, l'enjouement : rien
de plus séduisant, de plus enivrant qu'un
gracieux sourire.

Une bouche trop petite est peut-être plus désagréable qu'une bouche trop grande, en ce qu'elle semble grimacer davantage. Sa beauté vient de son rapport avec les autres traits du visage. Si l'on ne peut en corriger la forme, il faut au moins ne pas l'enlaidir par l'affectation ou le défaut de soins.

Ovide enseigne l'art de rire avec grâce; il faut avant tout rire avec naturel. Les femmes, et surtout les jeunes personnes, n'imaginent pas tout ce qu'elles perdent en cessant d'être naturelles.

C'est une grande erreur de penser qu'en mordant ou en mouillant ses lèvres on en augmente la fraîcheur ou l'éclat; cette habitude, au contraire, les fane et les couvre de gerçures, en hiver surtout.

Les *Dents* sont l'ornement de la bouche; elles sont de première nécessité à la santé pour la mastication. Elles réclament nos soins depuis l'instant de notre lever jusqu'au moment de nous mettre au lit.

C'est toujours d'une brosse douce et pressée, montée sur trois rangs, dont on doit se servir pour se nettoyer les dents. Le frottement doit toujours être dirigé en sens vertical.

Il faut se défier de ces opiats, de ces poudres dentrifices, qui rongent l'émail des dents et les déracinent.

Quelques gouttes d'eau-de-vie de Gaïac, d'eau de rose (1) ou de Cologne dans un verre d'eau, donnent de la fraîcheur à l'haleine.

Les cure-dents de plume sont préférables à ceux en or, en ivoire ou en bois. Il faut bien se garder de l'habitude assez commune de se servir d'épingles, si

____

(1) De la composition des frères Gellé

l'on veut conserver cette belle denture qui a quelque chose de si séduisant et de si rare à la fois.

Il est important d'éviter de mettre alternativement les dents en contact avec des corps chauds ou trop froids. On dit vulgairement : *ôter un écu de la poche du médecin* lorsqu'on boit aussitôt après avoir mangé le potage : on devrait plutôt dire que cette habitude met un écu de plus dans la *poche du dentiste*, car assurément, pour peu que l'on suive cet usage, on ne doit pas tarder à avoir recours à son ministère.

Les gargarismes émoliens et les bains de pied font cesser l'engorgement des gencives. Aussitôt qu'on s'aperçoit qu'une dent se carie, il faut la faire visiter par un habile dentiste ; pour éviter que la carie ne se communique à la dent qui l'avoisine, il faut qu'elle soit limée.

LE DICTIONNAIRE DES SCIENCES MÉDICALES indique comme étant propre à l'entretien de la bouche, l'esprit de cochléaria et l'eau-de-vie dans laquelle on fait infuser du Gaïac. Les élixirs dans lesquels on fait entrer la **Pyrèthre**, la **Menthe** et le **Girofle** n'ont rien que de salutaire; mais on doit généralement rejeter les acides, dont l'action sur les dents ne peut être que funeste.

VI. — Soins de l'odorat.

Comme le nez au milieu du visage. Cette locution proverbiale, qui désigne un objet en évidence et qui ne peut échapper aux regards, atteste assez de quels soins hygiéniques le nez doit être l'objet. En effet, il est l'organe de l'odorat, et ce n'est qu'en l'entretenant dans un état constant de propreté qu'on peut conserver son exquise finesse.

Soir et matin, il est très salutaire d'aspirer quelques gouttes d'eau fraîche que l'on rejette aussitôt ; cette utile ablution ne saurait être trop souvent renouvelée si l'on prend du tabac.

L'oreille est le chemin du cœur, a dit Mᵐᵉ Deshoulières, et c'est pour cela qu'on ne saurait trop blâmer les femmes qui, de tout temps et maintenant surtout, se sont appliquées à embellir cette partie de la tête en la surchargeant d'ornemens aussi pesans que disgracieux.

Le premier soin qu'exige l'oreille est de passer derrière un linge sec pour enlever l'humidité produite par la transpiration ; car cette humidité se reporterait sur les maxillaires et occasionnerait d'intolérables douleurs. Après s'être lavé les oreilles, il faut les essuyer exactement en dedans et en dehors.

C'est avec une extrême précaution que l'on doit se servir du cure-oreille pour ne pas blesser la partie membraneuse délicate du tympan.

Si de légères boucles d'oreilles embellissent cette partie si intéressante des charmes d'une femme, comme nous le disions tout à l'heure, un trop grand poids allonge l'oreille et la déforme.

VII. — [illegible] Bains

Rien de plus attrayant que la propreté en général; rien de plus repoussant que la saleté, et même que cette absence du soin qu'on doit apporter à sa personne.

Comme on ne peut prendre des bains tous les jours, il est nécessaire de faire chaque matin ce qu'on appelle une *toilette de propreté*.

On entretient la force et la souplesse dans ses bras, en les lavant le matin, avec de l'eau tiède en hiver et en les frottant vivement et en tous sens.

Il est peu de règles à indiquer pour la tenue des bras. Un laissez-aller doux et naturel leur donne seul de la grâce.

C'est en dansant surtout qu'on doit prêter beaucoup d'attention à la tenue des bras, les mouvemens ont toujours de l'élégance lorsque l'affectation ou une trop grande timidité ne les gêne pas.

Quant aux mains, elles exigent d'autant plus de soins qu'elles sont toujours en évidence.

Les entournures et les poignets des manches trop serrés, empêchent la circulation du sang et rendent la main rouge.

La pâte d'amendes sèche ou liquide rend la peau douce; mais si l'on a aux mains quelque peu de l'huile qu'on a mis à ses cheveux ou tout autre corps gras, le savon purifié dégage la main des petites impuretés qui, surtout en hiver, se glissent dans les pores.

L'usage journalier du savon ne convient pas. Lorsqu'on l'emploie, il faut, après s'être savonné et rincé les mains les savonner de nouveau jusqu'à ce qu'il écume, et s'essuyer ensuite.

Tous les émolliens sont favorables à la main. Cependant, pour les jeunes personnes sujettes aux engelures, l'eau mélangée d'eau-de-vie, raffermit la peau et prévient ce mal opiniâtre et douloureux lorsqu'on l'emploie avant l'époque des grands froids.

L'usage des mitaines ou tout simplement de vieux gants tricotés dont on coupe le bout des doigts, évitent en hiver les gerçures auxquelles les mains sont sujettes; elles sont d'ailleurs assez souples pour que l'on puisse travailler avec.

Les ongles, à leur tour, subissent les caprices de la mode ou du goût. On les taille en amandes, et cette manière rend les doigts effilés : ou on les coupe carrément comme on les voit à quelques statues antiques. D'autres personnes les taillent tellement pointus que ce n'est pas sans danger d'être egratigné qu'on peut leur donner la main.

Pour eviter que le sang ne s'extravase sous l'ongle, lorsqu'on se donne un coup, il faut broyer quelques feuilles du plantain commun qui croit dans nos jardins, avec un peu de sel blanc et l'appliquer sur l'ongle en forme de cataplasme.

L'eau de scabieuse distillée a, dit-on, la même propriété lorsqu'on en baigne et en frictionne le doigt malade.

Le citron, ou à son defaut le vinaigre, ont la propriété d'enlever les taches d'encre qu'on se fait au bout des doigts en ecrivant.

L'usage habituel du citron, en se brossant les ongles, les rend roses et les dégage des petites saletés qui s'introduisent dessous. Le citron empêche egalement la *surpeau* de recouvrir l'ongle. Si l'on se heurte, il faut de suite se frotter avec de l'eau de Cologne, pour éviter que le sang, en s'extravasant, ne forme une tache bleuâtre.

Lorsque la sécheresse des ongles les racornit, les courbe ou les fait casser, il faut y appliquer pendant la nuit un corps gras, tel que de l'huile d'amandes amères, cela les polit en même temps.

Si la faiblesse les amollit, employez le cérat fortifiant qui suit : Demi - once d'huile de lentisque, demi-gros de sel blanc ; de l'alun, de la cire vierge et de la colophane un grain de chaque.

VIII. — Des Pieds.

Lorsque, au retour du bal, on éprouve une vive douleur à la plante des pieds, un moyen presqu'infaillible de la calmer est de mouiller un morceau de savon blanc avec de l'eau-de-vie et s'en savonner pendant quelques minutes. Une compresse imbibée d'eau-de-vie ou d'eau de Cologne, posée ensuite sous

3

les pieds, enlève presque subitement la douleur insupportable causée par la danse ou une longue promenade.

X. — Habitudes hygiéniques

L'hygiène entretient la santé, accoutume le corps à certaines habitudes d'ordre, de propreté et de régime qui, à eux seuls, sont la base de la beauté : car cet avantage si rare et si précieux tient surtout à la fraîcheur d'un corps sain, à l'influence d'une conscience pure et aux conséquences d'une vie sobre et tranquille. Que de choses ne pourrions-nous pas dire ici sur l'hygiène moral relativement à la beauté et au bien-être ! Mais les bornes que ce petit traité nous impose ne nous le permettent pas ; le bon sens de nos lectrices y suppléera, et nous nous contentons d'indiquer ici les règles les moins indispensables de cette hygiène, dont le principe se trouve pour ainsi dire développé dans chacun de nos petits articles.

I

Dès qu'on se réveille, il faut se frotter le dessous des oreilles avec un mouchoir de batiste, afin d'enlever les légères sécrétations qui ont pu s'amasser sur cette partie de la tête pendant le sommeil.

II

Vous vous rincerez la bouche aussitôt que vous serez sorti de votre lit, afin de pouvoir l'entretenir toujours fraîche et que votre haleine ne se ressente pas de la digestion de la veille.

III

Vous ne poserez jamais vos pieds nus à terre, l'action subite du froid aux pieds peut occasionner de graves accidens.

DEUXIÈME PARTIE.

I. — De la Mise, ou choix des Ajustemens.

La manière de s'habiller concourt beaucoup à faire valoir les avantages naturels qu'on possède déjà ou au moins à les simuler lorsqu'on en est privé. Il ne suffit pas d'AVOIR DE BELLES CHOSES, il faut encore qu'elles s'harmonisent entr'elles.

Si la finesse et l'expression sont tout entières dans les traits du visage, c'est dans la taille qu'on trouve la noblesse et ce qu'on appelle la tournure; dans les bras est la grâce; la légèreté et l'aplomb sont par conséquent dans les jambes; mais c'est le buste qui donne de l'ensemble au mouvement; là viennent se réunir toutes les parties de la toilette.

Malgré la puissance de la mode, le bon sens et le bon goût doivent parfois modifier ses oracles. La taille, le caractère de la figure, la couleur des cheveux, mettent une si grande différence entre les **FEMMES**, qu'il serait absurde qu'elles s'habillassent toutes de la même façon.

Ainsi, les nuances qui conviennent aux brunes, vont fort mal aux blondes, bien qu'il y ait quelques exceptions.

Une petite femme dont la beauté consiste dans la gentillesse des traits, dans la souplesse de la taille, ne doit porter, surtout si elle a de l'embonpoint, que des robes sans draperies et sans garnitures ; des fichus ou des pèlerines légèrement garnis et des robes de couleur foncée. En général, les corsages un peu longs dégagent et amincissent la taille.

Les grandes femmes, au contraire, ont besoin de robes étoffées et garnies selon le goût du jour. Ont-elles les traits nobles, même un peu sévères ? les coiffures **HISTORIÉES** sont indispensables. Les ruches, les cols montans vont bient si le cou est long; s'il est court, il faut qu'elles adoptent tout ce qui doit le dégager.

Un manteau très ample, un très grand schal drapant sur les épaules, de larges et riches fourrures, tout cela sied à merveille à une belle femme.

Un front découvert, mais orné d'un bandeau d'or dont les étincelantes pierreries s'élèvent en diadème; de longues boucles d'oreilles; quelques agrafes aux draperies (puisqu'on ne porte presque plus de colliers), un ensemble de parure **ÉTOFFÉE**, tout cela réun a quelque chose de noble et d'imposant qui fait encore ressortir les avantages naturels que possède déjà une grande femme.

Ce qui est léger, au contraire, convient aux personnes dont la taille ne dépasse pas cinq pieds : ainsi, la mode s'y opposât-elle, il y aura toujours de l'harmonie de toilette chez ce qu'on appelle un petit minois chiffonné, s'il se pare, pour le bal, de fleurs délicates, telles que le muguet, les boutons de rose, le jasmin, tandis qu'il serait écrasé sous les lourds bouquets de marguerites, de roses à mille feuilles ou de pavots.

Les nuances du gros jaune au jaune paille vont très bien aux brunes. Les fleurs de cette couleur, dans les cheveux noirs, les rendent charmantes; tandis qu'avec cette nuance, une blonde paraîtrait livide. Pour celles-ci, le bleu, le vert tendre, le lilas, le rose, le bleu foncé surtout font ressortir l'éclatante blancheur de leur teint.

Presque toutes les couleurs conviennent aux brunes clair, car ordinairement elles sont également fort blanches; l'animation de leur peau est souvent admirable, et, sans crainte, elles peuvent porter le bleu comme le ponceau.

Autant les corsages à demi-montans sont disgracieux en rétrécissant la poitrine, autant il est ridicule, on pourrait même dire indécent, de voir ces corsages si décolletés qu'ils étalent la saillie des omoplates. Placez vos épaulettes à la naissance de l'épaule, bien!... Mais que jamais elles n'aient l'air de glisser ou pour mieux dire de menacer de tomber jusqu'au coude; c'est indécent, aussi n'est-ce que de préférence chez les Anglaises que cette mode se fait remarquer.

La mode veut parfois des robes traînantes jusqu'à terre : il y a peu de temps, la mode voulait qu'on les portât à mi-jambe; dans le premier cas, une femme a l'air empêtré; dans le second, elle vous rappelle les danseuses de l'Opéra. Est-il donc raisonnable de se réduire à ces excès?

On ne saurait trop conseiller le bon goût, il doit sans cesse présider à la toilette d'une femme qui tient à ce qu'on ait une bonne opinion d'elle, et à plus forte raison aux jeunes personnes, dont la décence est une des plus belles qualités.

II. — Du linge.

La beauté du linge est la première condition d'une toilette : sa finesse et sa blancheur surtout font ressortir l'ensemble de la mise.

Rien ne donne meilleure opinion de l'ordre, du goût et du soin qu'une femme a de sa personne, que celui d'avoir son armoire au linge rangée symétriquement.

Le désordre, au contraire, donne l'idée de la paresse et souvent de la saleté.

C'est chose difficile d'avoir une garde-robe en linge parfaitement composée, et si l'on pénétrait dans ce détail de la mise des dames et des demoiselles, on trouverait généralement bien moins de linge en proportion de tout ce qui est apparent.

Une trop grande quantité de ce qui change de mode, est une véritable folie; mais en fait de chemises, de mouchoirs et de bas, il n'y a pas de variation.

Ce qu'on appelle le linge se compose de chemises, de mouchoirs, de camisoles, de jupes, de bas, de fichus et de bonnets de nuit. Leur entretien doit être une occupation toutes les semaines; elle doit se faire avant le repassage, si l'on blanchit chez soi, ou avant de le donner au blanchissage. Le linge doit être si bien reprisé, qu'il n'y ait pas un point à faire, pas un cordon à mettre lorsqu'on veut s'en servir.

Partagée par douzaine, chaque chose doit être mise dans l'armoire de manière à ce que, revenant du blanchissage, elle se trouve toujours en-dessous.

Le linge pour lequel on prend cette

précaution se repose et dure davantage, parce qu'il n'a pas l'inconvénient d'être porté humide, ce qui peut d'ailleurs occasionner de graves accidens.

Le vétiver, l'iris et les sachets de plantes aromatiques parfument agréablement le linge.

Dans les tiroirs de commodes ou dans les armoires, il doit être rangé en piles selon chaque espèce. Une grande serviette, ou un morceau de toile, doit le recouvrir, surtout lorsqu'on a un trousseau bien complet et qu'on ne blanchit tout le linge qu'à des époques éloignées : cela le garantit de la poussière, empêche l'évaporation des odeurs qu'on y met, et l'on peut sans crainte de le voir jaunir, avoir beaucoup de linge blanchi à la fois.

Pour tout ce qui est empesé, il ne doit pas en être de même. L'empois appliqué en trop grande quantité coupe le linge, et le brûle.

Il faut donc prendre un terme moyen qui consiste à *échanger* les objets salis et qu'on veut laisser reposer d'une saison à l'autre. On sait *qu'échanger* le linge est tout uniment de le passer à l'eau.

L'échangeage est absolument nécessaire pour les fichus et les robes d'été, cette opération les conserve et met à même d'en faire un paquet et de les remplacer dans l'armoire ou le porte-manteau par les robes d'hiver.

Ce qu'on nomme le trousseau d'une demoiselle, en fait de linge, diffère pour la finesse et la quantité selon la fortune et la position sociale du mari, ainsi, la femme d'un marchand qui s'occupe elle-même ou qui partage avec son mari les soins du négoce, ne peut avoir le même trousseau que la fille d'un pair de France; l'une ne s'habille que rarement en grande toilette; l'autre, au contraire, reste peu en négligé. Prenons le terme moyen et composons le trousseau d'une demoi-

selle qui ne restera pas oisive dans son
ménage, mais qui chaque hiver ira au
bal ou en soirées.

Deux douzaines de chemises en toile
plus ou moins fine, une douzaine en percale pour l'hiver. Douze chemises de
nuit dont le haut est fait comme celui
des hommes et le bas comme elles sont
ordinairement ; enfin six ou douze chemises de toile de Hollande, ou en batiste
pour *s'habiller.*

Six douzaines de mouchoirs de poche,
dont une douzaine en batiste, brodés ou
garnis de valenciennes, une douzaine à
vignettes de couleur ou ourlés à jour,
et les quatre autres en batiste plus ou
moins belle.

Une douzaine de madras et une demi-
douzaine de foulards.

Une douzaine de fichus de mousseline
plus ou moins grands à mettre l'hiver
sous la camisole.

Douze jupes en percale, dont quelques unes garnies en valenciennes.

Six robes de dessous.

Douze camisoles garnies plus ou moins élégamment.

Douze bonnets de nuit dont six du matin.

Six douzaines de paires de bas de coton, dont trois douzaines unis et deux douzaines à jour, six paires en fil d'Écosse, six autres paires en soie blanche, six à jour en soie noire, et six unis, également en soie noire.

Trois ou quatre peignoirs blancs, et autant de robes de chambre.

Six corsets dont deux à pattes, pour mettre au saut du lit.

Six ou huit chemisettes à mettre sur le corset.

Enfin, une douzaine de fichus à cols rabattus ou montans.

Il est bien entendu qu'une femme soigneuse et laborieuse peut être toujours proprement vêtue avec un quart de moins de ce que nous venons d'énumérer, quoique ce soit, à quelques objets de luxe près, ce qui doit composer un trousseau bien ordonné, en fait de linge.

III. — Le Corset.

L'excessive justesse dans les vêtemens, cause la raideur, mortelle à la grace. Un trop grand *laissez-aller* est également nuisible. Le corps a besoin d'être soutenu : non pas à l'exemple de nos aïeules qui portaient des *corps* baleinés en tous sens : mais avec un corset qui ne gêne ni le corps ni les mouvemens, et qui cependant empêche la robe de plisser.

Une jeune personne dont la taille se forme a un besoin urgent d'un corset bien fait ; pour toutes les femmes, il est la base de la toilette ; on pourrait même dire de la tournure.

Une femme grasse ne doit jamais rester sans corset. Ceux faits avec de larges pattes sont commodes pour le matin et peuvent être faits avec les corsets à demi-usés et déformés. Ceux avec des cordons ont l'inconvénient d'être chaque jour noués. Deux pattes en haut, deux autres en bas suffisent pour maintenir même un grand corset.

Les corsets sans épaulettes conviennent aux jeunes personnes sanguines en ce qu'ils ne gênent ni les mouvemens ni la circulation du sang. Celles qui ont besoin d'être soutenues doivent avoir des épaulettes en élastique végétal, ou tout au moins une demi-épaulette. On en trouve de toute faites rue des Fossés-Montmartre.

Les élastiques formés de fils de cuivre disposés en spirale très serrée, ont l'inconvénient de se remplir de vert-de-gris ;

l'élastique végétal n'a point cet inconvé
nient, et l'on retire chaque jour de
grands avantages de sa précieuse application. L'étoffe que forme ce genre d'é-
lastique se lave comme le reste du corset. Les jeunes personnes faibles et les
malades ne devraient porter que des
corsets dont le devant est presque en
entier de ce tissu.

Lorsqu'on a le malheur d'être plus ou
moins contrefaite, on peut fort bien,
sans craindre d'être accusée de coquetterie ou de ridicule, chercher à dissimu-
ler cet état disgracieux.

L'habitude de broder au métier, de
coudre, de dessiner ou d'écrire longtemps de suite, fait que beaucoup de
jeunes personnes, et de femmes même,
ont l'omoplate droite plus saillante que
la gauche; dans ce cas, il faut porter
des corsets un peu plus montans sur le
dos, et si cette défectuosité était un peu
forte, il serait bien de garnir le corset à

gauche, au niveau des premiers œillets, d'un ou deux morceaux de ouate, de filasse de chanvre, ou de lin. En doublant les deux côtés d'un morceau de peau blanche, le corset peut être vu sans qu'on ait l'ennui d'une réflexion maligne ; car elle a l'air d'avoir été mise dans le seul but d'empêcher la baleine de percer le corset et de blesser.

Si cette défectuosité formait une grosse saillie, il faudrait alors s'adresser à une faiseuse en réputation, car avec toute l'adresse possible, on ne pourrait pas arranger son corset. Dans tous les cas, une chose bien essentielle, est d'avoir toujours, par devant, quatre goussets bien profonds.

IV. — La Chaussure.

Une chaussure bien faite rend la marche plus légère et plus facile: elle ajoute à la grâce d'un joli pied d'abord, et ensuite à la démarche en général. Elle indique l'habitude des soins de toilette et de propreté. Elle doit être toujours d'une élégance recherchée, quoiqu'en rapport avec les circonstances et la saison.

La mode permet qu'on porte encore une chaussure carrée par le bout. Souhaitons que cette coutume se maintienne, car le pied souffre horriblement dans ces chaussures pointues, dont il n'a pas la forme, et qui le mettent comme dans un étau.

N'auriez-vous que des pantoufles avec votre robe de chambre, elles devront être de forme gracieuse : en tapisserie au petit point, en drap brodé, ou pour mieux dire en velours noir pendant l'hiver, et en maroquin brillant pendant l'été.

Les pantoufles du matin sont dispensées d'être parfaitement assorties au degré de parure

Les souliers ouatés nommés *douillet-tes* sont une chaussure lourde et épaisse, ils ne peuvent être mis que par une belle gelée ou en voiture.

Les brodequins sont la chaussure la plus élégante ; l'usage peut en paraître coûteux, mais les dames économes peuvent les faire remonter, c'est-à-dire, faire remplacer le soulier à la partie lacée qui ne s'use presque jamais.

Les dames devraient toujours porter des souliers couverts et un peu plus longs que le pied : rien ne lui prête plus d'avantages et ne soutient aussi bien ses mouvemens.

On se met souvent à la torture pour faire paraître le pied plus petit. Quand donc se persuadera-t-on que l'accord parfait entre toutes les parties du corps constitue seul la beauté de chacune.

La mode des guêtres s'est presque passée depuis que les brodequins ont la vogue ; cependant elles sont fort commodes, et même indispensables pour les promenades de campagne, elles soutiennent le pied, préservent le bas de la poussière et l'on est enchanté, en rentrant, de le retrouver blanc en se débarrassant de la guêtre qui vous aura évité plus d'une égratignure.

Les souliers trop étroits et trop courts donnent des cors et des durillons; ils engorgent souvent les jambes, rendent la démarche contrainte, incertaine et donnent une fort mauvaise tournure. Un peu plus long qu'il ne le faut rigoureusement, le pied ayant une tendance à s'allonger, trouve à se loger sans être comprimé en tous sens.

Les souliers noirs sont bien préférables et de meilleur goût que ceux de couleurs, ceux en peau anglaise, couleur cantharides, sont les seuls bien portés.

Un soulier de satin noir mis avec des bas de soie blanes, sont la chaussure qui sied le mieux.

Les bas doivent toujours être exactement justes. Trop courts ou trop étroits, ils sont gênans : dans le premier cas, ils compriment les doigts de pied et les font paraître de travers ; dans le second, ils rougissent la peau du coude-pied et la sillonnent de marques qui s'aperçoivent à travers les bas tissus à jour, enfin ils s'usent beaucoup plus vite.

S'ils sont trop longs, on est forcé de rentrer le bout et de le mettre sous la plante du pied, ce qui est extrêmement incommode et contribue à le grossir.

En province, plus qu'à Paris, on est dans l'usage de garnir le talon des bas : comme rien ne donne plus l'air d'une pièce, qu'une garniture haut montée, il faut au moins avoir le soin de la faire carrément et de manière à ce qu'elle ne dépasse pas le soulier.

Tous les bas d'une bonne ménagère doivent recevoir, le long de la couture, une ganse plate et fine dans le but de

prévenir la rupture des mailles, lorsqu'on se chausse. En laissant dépasser
cette ganse de trois ou quatre pouces,
elle servira à attacher les bas quand on
les donne au blanchissage.

Si l'on veut être ce qui s'appelle bien
chaussé, il faut avoir soin de tenir ses
bas extrêment bien tendus sur la jambe:
car les plis qu'ils forment lorsqu'ils sont
lâches sont très disgracieux.

Les bas noirs sont indispensables avec
une robe noire; ils sont de bien mauvais
goût avec des robes de couleur, claire
surtout.

Les jarretières en élastique végétal
sont bien plus douces à porter que celles
en élastique ordinaire. On a adopté tout
récemment une espèce de boucle-cou-
lant qui permet de serrer la jarretière à
volonté et n'a pas l'inconvénient des
boucles à crochet.

V. — — Des Chapeaux.

Rien de plus inconstant que la forme des chapeaux ; elle change deux ou trois fois par an, de même que celle des nœuds et la pose des fleurs et des plumes.

Malgré la variation de la mode, vous remarquerez toujours qu'une femme de bon ton la modifiera suivant sa taille et son genre de physionomie ; jamais vous ne lui verrez un chapeau d'une mode exagérée.

Pour la conservation des chapeaux, les caisses dans lesquelles il y a un carton roulé cloué sur une petite planche, sont bien préférables aux cartons dont les champignons à peine cousus retombent en peu de temps.

VI. — Des Gants.

C'est une mode fort essentielle que celle des gants. Ils entretiennent la beauté de la main et la défendent des injures de l'air et de la piqûre des insectes.

Même en négligé, une femme comme il faut ne peut se dispenser de porter des gants.

C'est une erreur de croire que les gants à bon marché sont moins coûteux. Il est si disgracieux et si commun d'avoir des gants larges, qu'il faut pour les avoir justes les prendre d'une belle qualité; alors ils se tendent sur la main sans se déchirer et se salissent moins vite. Il est aussi plus facile de les nettoyer. *(Voir les diverses recettes à la quatrième partie.)*

VII. — Les Bijoux.

La belle et infortunée Marie-Stuart apporta la première, en France, de très beaux diamants; la mode en devint aussitôt générale à la cour; mais elle passa avec la jeune reine, et, soit inconstance, soit rareté, soit peut-être respect pour un douloureux souvenir, les diverses tentatives que l'on fit alors pour les remettre en vogue ne purent réussir.

Dès le commencement du règne de Louis XIV, les diamants reparurent. Le fastueux monarque en parsema ses habits de fête. La reine elle-même en couvrit ses vêtemens. Les diamants s'employèrent dans les aigrettes, les bracelets, les bagues et les agrafes; jusqu'aux jours où la révolution de 93 se prépara, leur vogue se soutint.

Sous l'empire, on reporta beaucoup de diamants. Il n'était pas de corbeille de mariage qui ne contint un écrin plus ou moins riche.

Aujourd'hui on en porte fort peu ; les jeunes personnes jamais, et les dames seulement en boucles d'oreilles, en Ferronnière ou bandeau. Quelquefois en Sévigné, bagues et bracelets.

En fait de colliers appelés *rivières*, on ne les voit plus qu'à la cour, encore leur préfère-t-on des parures en pierres de fantaisie.

Tour à tour la mode a prêté son appui à différentes parures ; ainsi le corail, les perles, l'acier, les pierres de couleur, les cheveux, les antiques, les mosaïques, les pastilles du sérail, le fer mêtue ont été montés avec art et élégance ; mais le diamant n'a jamais perdu son prestige ni son prix, et quoique la chimie soit parvenue à produire une pierre aussi pure que le diamant, celui-ci reste encore le plus riche ornement d'une toilette d'apparat.

On doit ranger la montre au nombre des bijoux quoiqu'elle ne soit plus portée qu'en négligé. Les plus jolies sont émaillées et doivent toujours être assez plates pour pouvoir être mises dans la ceinture.

La lorgnette de spectacle et le binocle ne comportent d'autre luxe que la finesse de leurs verres. Le nacre, l'écaille et le vermeil en font tous les frais.

VIII. — De l'ensemble et de l'harmonie en fait de toilette.

La toilette est l'auxiliaire de la beauté, le palliatif de la laideur, l'appui de la santé ; la toilette, envisagée sous toutes ses faces, nous a paru préparant le bonheur et le plaisir.

Cependant, comme l'abus des meilleures choses équivaut à l'emploi des pires, force nous est de convenir que le goût de la toilette porté à l'excès, chez les femmes, entraîne quelquefois à sa suite de graves inconvéniens. Nous allons essayer d'en signaler quelques uns, car dans un traité du genre de celui-ci, il ne doit pas suffire d'enseigner ce qui est bon à faire, il faut encore signaler ce qu'il est indispensable d'éviter.

Une taille fine et déliée est pleine de charmes dans une jeune personne ; mais ce qui en fait surtout le prix, c'est l'abandon. La plupart des femmes cependant, pour renchérir sur la mode, donnent à leur tournure un air raide et guindé ; elles font de leur corset un étau, se martyrisent, perdent leurs grâces, leur fraîcheur ; on le leur dit, elles le savent, mais elles ne peuvent se résoudre à *porter plus d'un tiers.*

Si l'habitude de la toilette annonce l'amour de l'ordre, le respect de soi-même, celui des autres : si elle dénote la régularité dans la conduite et dispose aux plus favorables préventions, elle entraîne aussi à sa suite, il faut en convenir, un défaut presque inévitable, c'est l'excès de délicatesse.

Dans ce monde, où rien n'est stable, où tant d'événemens se succèdent, il faut bien se garder de contracter des habitudes trop enracinées de recherches. Qui sait à quelles épreuves le destin nous réserve? qui sait si ces besoins, ces exigences factices, sources de petits momens de félicité, ne deviendront pas un jour le sujet de regrets et de douleurs.

La toilette a pour base la propreté, mais non la mollesse; elle doit favoriser la beauté, mais c'est la santé avant tout qu'elle doit affermir.

TROISIÈME PARTIE.

I. — [illegible]

L'œil se fait à tout : ce qui paraît ridicule au premier abord, est adopté généralement peu de temps après. Ne cède-t-on pas toujours à l'autorité du plus grand nombre ; et ne semblerait-il pas bizarre de ne pas suivre, à quelque modification près, ce qu'on appelle la mode?...... La mode! grâce à ce seul mot, tout n'est-il pas convenable et beau? Ce tyran qu'on est convenu d'appeler la mode, n'a-t-il pas ses mystères, ses bizarreries, sa laideur même, qui souvent n'est pas un motif de non succès.

Permis aux femmes qui ont une grande fortune d'adopter immédiatement et sans réflexion les modes nouvelles, l'industrie y gagne toujours; mais si on ne veut pas dépenser autant de temps que d'argent, il est bon d'attendre et surtout de savoir choisir, car le moyen de porter des dessins exagérés, des formes baroques et souvent désavantageuses, sans courir le risque de paraître ridicule.

Le grand charme de la toilette est une élégante simplicité, l'art de faire valoir ses agrémens sans paraître y prétendre, et de tout régler selon le genre de grâce qui vous est départi.

Il y a beaucoup de personnes qui, avec tous les élémens d'une toilette confortable, s'habillent fort mal et parfois même ridiculement.

On trouve de tout dans les riches magasins de MM. Delille et autres, hors une chose qui ne se vend ni ne se donne : *l'art de se bien mettre.*

Un reproche pourrait être fait à nos

fabricans et à nos marchands de Paris :
c'est qu'ils n'expédient pour les dépar-
temens, et surtout pour les plus éloi-
gnés de la capitale, que des objets qui,
pour la plupart sont passés de mode depuis longtemps. On peut en dire autant
des journaux de modes, dont les gravures sont souvent la *charge* du goût du
jour.

Qu'on s'étonne ensuite de l'accoutre-
ment de nos provinciales lorsqu'elles ar-
rivent à Paris pour la première fois ? Les
dames de nos villes de premier ordre
peuvent faire exception ; mais à l'œil
exercé des gentilles Parisiennes, il est
difficile de ne pas démêler en elles un ca-
chet tout particulier.

Aussi, nous donnons un bon conseil
à celles qui ont du goût : qui sera tout
simplement de prendre le *mezzo termine*
des modes du jour.

Ne confondons jamais le luxe avec
l'élégance ; car sur une personne sans

goût, richement vêtue, celle qui l'emportera toujours sera celle qu'on appelle *bien mise.*

Enfin la mode a été, et sera de tout temps, une arme puissante entre les mains des gens assez habiles pour savoir la diriger ; il n'est rien de plus gracieux et de plus laid qui n'ait eu son temps de vogue, et l'on serait vraiment fort surpris si l'on voulait rechercher dans ses annales toutes les bizarreries, les sottises et les ridicules qu'elle a souvent jetés sur l'espèce humaine.

II. — Toilette des Dames et des Demoiselles.

Ce qui peut expliquer pourquoi les dames sont plus fastueuses dans leur toilette que les demoiselles, c'est leur âge, ensuite leur position dans le monde, enfin la protection de leurs maris.

Une grande simplicité peut avoir une

sorte de recherche qui, si elle n'est pas portée à un point extrême, prouve l'adresse et l'amour du travail d'une jeune personne.

Notons la différence qu'il doit exister sur les principaux objets de toilette.

Les chapeaux. Ceux en belle paille d'Italie, ornés d'une ou plusieurs plumes, d'un esprit, ou de marabouts, selon le goût du jour ; les *berrets parés*, les *petits chapeaux retroussés*, les *bonnets de blonde* garnis de fleurs, les *voiles de blonde* ou de point d'Angleterre, ont le privilége des dames.

Les *chapeaux de paille anglaise* ou d'étoffe, selon la saison, garnis d'un simple ruban, conviennent seuls aux demoiselles.

Que mettra cette dernière pour le jour de son mariage, si sa trop indulgente mère lui laisse porter des robes de velours, de satin, de crêpe de Chine, de blonde ou de tul brodé en application de Bruxelles?

Il est à remarquer que les jeunes personnes les mieux élevées, quelle que soit la fortune à laquelle elles peuvent prétendre, sont toujours d'une simplicité extrême dans leur mise.

Pour l'appartement ou la campagne, vous leur verrez l'été une simple robe de guinguam, de jaconas ou de mousseline laine ; en toilette, une robe blanche de percale anglaise brochée ; au bal, une robe de mousseline, d'organdi ou de tul de coton.

Pour le printemps, l'automne, des robes de soie de fantaisie ou de mérinos.

Les grands châles de cachemire vrais ou faux, et ceux en blonde seraient déplacés. On peut même en dire autant des écharpes en blonde noire ou blanche et de celles en cachemire.

Une jeune fille portera convenablement des écharpes en poult de soie noir et de jolis petits châles dits *cachemires du Thibet* en fine laine et soie.

Pour l'hiver, les manteaux légers seront toujours de mode en ce qu'ils n'affaissent pas la toilette.

III. Des Gestes, de la Grâce et de la Raideur.

L'abbé Delille disait : « Que les gestes » étaient la parure du discours et don- » naient de la physionomie aux paro- » les.» En effet, nul ne savait mieux que lui suppléer, par l'action, à l'insuffisance du discours et rendre en quelque sorte sa pensée palpable.

Dans le monde, on rencontre des gens qui, à l'imitation des Italiens, croient rendre leurs gestes comiques, spirituels, énergiques et qui ne sauraient dire quelques mots sans gesticuler : ils feraient croire, si l'on n'entendait pas le son de leur voix, qu'ils sont attaqués d'une maladie nerveuse.

Si, chez quelques personnes gracieuses dans leurs mouvemens, cette manie est supportable, elle est tout au moins déplacée chez une jeune personne.

Les grands gestes sont de mauvais ton; les gestes mignards sont désagréables. Malgré soi on ressent de l'impatience à voir cligner les yeux, pincer les lèvres et grimacer pour la chose la plus simple. L'afféterie est insupportable.

Les gestes gracieux, qui n'ont rien de forcé, et déterminés par l'inspiration, ajoutent à l'agrément de la figure et donnent de la physionomie au maintien.

Dans beaucoup de salons on voit confondre la gravité et la bonne tenue avec la raideur. Il faut éviter tout ce qui tient à l'exagération : le naturel donne seul la grâce.

Une tenue naturelle est presque toujours gracieuse ; elle est l'annonce d'une bonne éducation ; elle est également

éloignée de la trivialité et de l'affectation. L'aisance, dans le maintien, est
simple et noble tout à la fois.

Cette grâce plus belle encor que la beauté!

a dit le bon La Fontaine ; et en effet une
personne laide devient jolie lorsque son
ensemble est gracieux.

IV. — Transitions.

La vie, comme l'année, est marquée
par quatre transitions : l'enfance, la jeunesse, la maturité et la vieillesse : rien
ne nous saurait exempter d'en subir les
conséquences ; il suffit, au reste, d'un
peu de philosophie pour s'y résigner ;
le plus difficile est d'apprendre à mettre
à profit les avantages qu'on peut en retirer.

Dans l'enfance, la toilette nous inté-
resse fort peu ; l'amour maternel doit
veiller à ce qu'elle soit subordonnée aux

régles prescrites par une hygiéne bien combinée.

A la sortie de pension, une robe courte, le petit tablier à corsage et les pantalons mis de côté, suffisent pour nous placer au niveau de la jeunesse; alors certain désir de paraître jolie, fait de la toilette un besoin, un plaisir, une occupation.

En effet, la mode, pour une jeune femme, est une reine ou une esclave; car elle la soumet à ses lois si elle ne peut lui en dicter; mais quand a sonné la quarantaine, il faut, quelle que belle qu'on soit, commencer à savoir à propos heurter certains arrêts de la mode, sous peine de ridicule.

En changeant dès ce moment l'ensemble de sa mise, l'expression de ses mouvemens, de sa démarche, on voit arriver inaperçue la cinquantaine; puis enfin la vieillesse accourt sans laisser de regrets.

Les salons fourmillent de ces vieillards et de ces femmes qui ne veulent pas vieillir. Les cheveux teints, vêtus comme leurs petits-enfans, maniérés, prétentieux, répétant à tout propos qu'ils ont la tête et l'imagination jeunes, ils renoncent ainsi, par un fol entêtement, à inspirer ce respect, ces attentions dont on aimerait à les entourer.

L'âge mûr, ses travaux, ses idées, doivent modifier la direction donnée à la toilette : dans ce cas, la vieillesse est là, et avec elle vient un tranquille *désillusionnement* pour ceux qui ont su ménager les transitions de la vie.

En général, l'âge produit deux effets opposés : ou l'extrême embonpoint, ou l'excessive maigreur.

Avec une habile femme de chambre ou une bonne couturière, et aidée d'une ferme résolution, on tire également parti de l'une et de l'autre. Des robes de couleur foncée, des bijoux de prix, de beaux cachemires, un ensemble de toilette simple, mais riche, donnent tout d'abord un air grave, qui parfois assure des succès qui ne laissent pas regretter les triomphes de la jeunesse.

Il faut avouer que, pour les femmes surtout, ce passage subit est terrible : cependant, avec un peu de raison, elles ne devraient le considérer que comme le passage du plaisir au bonheur.

Que de regrets, que de soupirs, que d'indécisions avant de s'avouer à soi-même que l'on n'est plus jeune !... Puis, que de soins, de précautions, de mystères pour le cacher aux autres ?

Si les femmes savaient combien de petites félicités entourent une belle et franche vieillesse, elles ne regretteraient pas un temps qui n'est plus, et qui passe pour toutes ; puis elles se prépareraient surtout à mille autres jouissances et enfin à la tranquillité pour la dernière des transitions.

V. — Contenu d'une Corbeille de Mariage.

Dans le siècle où nous vivons, siècle positif s'il en fut, on donne bien moins qu'autrefois ce qu'on appelle *corbeille de mariage*.

Cependant, c'était un beau jour pour une jeune fille, que celui où son père et sa mère lui faisaient admirer tout ce qu'elle contenait !..... Si cet usage passe dans quelque branche de la société, il est encore en vigueur dans la haute aristocratie et chez les riches négocians.

C'est à la composition de la corbeille qu'on mesure le degré de mérite et quelquefois la dose d'affection qu'on doit avoir pour un futur. Que de fois, cependant, n'est-on pas trompé sur les causes qui ont dirigé le choix de ce qu'elle contient.

Une grande fortune, quelquefois seulement la position dans le monde, réglent le contenu de la corbeille ; ainsi, bien que les cachemires aient été mis à peu près de côté depuis que les manteaux ont été reconnus comme étant un vêtement indispensable, on ne serait pas excusable si on ne mettait pas un ou deux cachemires de l'Inde et deux cachemires Ternaux de différentes grandeurs ;

Une écharpe en blonde blanche, qui sert ordinairement *de barbe* pour la coiffure de la messe de mariage ;

Une mantille noire en dentelle et une seconde en blonde blanche ;

La robe de noce en point d'Angleterre ou en application ;

Celle du bal en blonde blanche ou en grenadine à dessins satinés ;

Deux robes pour les visites d'étiquette ; deux autres pour celles à faire aux parens et aux intimes ;

Quelques robes de fantaisie, selon la saison ;

Des mouchoirs brodés et garnis de valenciennes et de malines ;

Deux éventails, des ceintures ;

Des gants, etc. ;

Puis une boîte contenant des bourses, des éventails et des petits souvenirs, en assez grand nombre pour pouvoir être distribués aux parens, aux témoins et aux amis qui assistent à la signature du contrat.

Enfin l'écrin, contenant une ou deux parures des magasins de nos plus élégans bijoutiers, et un baguier d'une douzaine de bagues plus ou moins précieuses, quoiqu'on en mette bien moins qu'il y a quelques années.

VI. — Des Deuils convenables.

Chez presque tous les peuples de l'antiquité, le jeûne, les macérations, la mort même, suivaient celles des époux, des pères, des amis.

A Paris, il semble tout aussi rude de renoncer aux bals, aux spectacles, aux réunions. Peut-être est-ce pour cela que l'usage a permis d'abréger cette déférence, ce respect, pour ceux qui ne sont plus.

En province, le temps du deuil est presque double : chaque province a ses usages et l'on doit s'y soumettre.

C'est dans le cœur et non dans les vêtemens qu'est le véritable deuil; mais il faut éviter tout ce qui peut être un scandale pour les autres, par l'oubli des convenances de soi-même. Ainsi il ne convient pas de se mettre en évidence au spectacle en grand deuil, d'aller au bal, ou dans de nombreuses réunions.

Pour la perte d'un père, d'une mère, de ses aïeux, d'un beau-père ou d'une belle-mère, dans presque toute la province, le deuil est d'un an : à Paris, il ne se porte que six mois.

Le deuil de veuve se porte deux ans, treize mois dans la capitale.

Pour un oncle, une tante, un frère ou une sœur, le deuil était jadis de six mois; il est maintenant de trois mois seulement. Celui des cousins ou cousines germaines n'est pas obligatoire; cependant, par déférence ou par amitié, on le porte six semaines ou un mois.

Le deuil a trois degrés : le grand, le petit, et le demi-deuil.

Pour le premier, on porte des robes de laine, des fichus et des châles sans garnitures; un bonnet ou une capote en crêpe extrêmement simple; chaussure et gants noirs; un long voile de crêpe à large ourlet; et pour tout bijou, une boucle de ceinture en fer bronzé ou verni.

Pour le second, les robes en soie, les fichus en crêpe lisse, le chapeau en gaze laine, soie ou velours; les parures en jais.

Les étoffes mélangées de noir et de blanc, le gris: les robes blanches avec ceinture et châle noirs ou gris ; les chapeaux blancs avec fleurs ou rubans lapis, sont les vêtemens du petit deuil, il s'achève avec les parures en perles ou en fer de Berlin.

Le petit deuil se prend ordinairement à la moitié du temps fixé.

Pendant les six premières semaines du grand deuil, il serait inconvenant qu'on vous vît aux spectacles, aux assemblées ; de recevoir des visites de cérémonie. Les amis intimes, seuls, sont admis, et ce n'est qu'après quarante jours qu'on doit rendre ses visites.

Une femme en deuil pour cause de veuvage, le quitte si elle se remarie et ne le reprend plus. Si elle est en deuil d'un père ou de tout autre parent, elle quitte le deuil ce jour là ; mais elle le reprend, ainsi que son mari, dès le lendemain.

Si l'on assiste à un mariage, et que l'on soit en deuil, l'usage veut qu'on le quitte seulement pendant la cérémonie.

QUATRIÈME PARTIE.

I.— Considérations générales sur le choix des appartemens, leur entretien, leur salubrité.

Puisque nos habitudes nous portent à rester claquemurées les trois quarts de notre vie, rappellons-nous ce vieil adage: *nos maisons sont nos prisons.* C'est donc à nous principalement, mesdames, à prévoir et à veiller à tout ce qui peut les rendre saines et agréables; en un mot, à tâcher d'embellir notre cage de manière à ce qu'elle ne nous offre ni dégoût ni regrets.

Grâce à Dieu, nous n'en sommes plus au temps de nos aïeux, qui se logeaient dans des rues étroites, et par conséquent dans des maisons sombres, dont les escaliers tortueux et plus sombres encore, étaient de véritables casse-cous. Nos croisées ne ressemblent plus à ces vitrages enchâssés dans l'étain, qui ne laissaient pénétrer qu'un jour vague et douteux.

Les progrès de l'art ont tout embelli. Les appartemens des simples particuliers sont devenus commodes, souvent même élégans et toujours propres, bien que sous ce dernier rapport nous n'ayons pas encore atteint cette propreté parcimonieuse de nos voisins du Nord, où tout est, chaque jour, lavé fourbi, frotté et ciré jusqu'au seuil de la porte. Chez nous, si la cire ne brillante pas les parquets, c'est que de somptueux tapis garnissent nos appartemens; il n'est pas jusque chez la modiste, l'ouvrière ou le pauvre concierge où l'on ne trouve au moins une descente de lit.

Dans le choix d'un appartement, il faut également consulter l'hygiène, sa position sociale et sa fortune.

Les appartemens situés au levant ou au sud ont l'aspect le plus favorable. Les premiers rayons du soleil purifient l'air, et le vent d'est est le plus sain.

Dans nos climats doux et tempérés, le midi est encore salutaire, et si l'on peut, en été, y redouter la chaleur, il est facile de s'en garantir en fermant hermétiquement, à l'heure où le soleil y darde, les fenêtres et les volets ; combien d'ailleurs n'est-on pas dédommagé de ce rare inconvénient dans les autres saisons de l'année. Au printemps et en automne, n'y jouit-on pas d'une douce température, et en hiver le froid y est-il moins âpre que dans toute autre exposition ?

A l'ouest, la pluie single et laisse une humidité nuisible à beaucoup de tempéramens. Enfin, au nord il vient un air sec qui ne peut convenir qu'à certaines complexions.

C'est une grave erreur de penser que le feu des cheminées et celui des poêles peuvent suppléer à l'action vivifiante de la chaleur du soleil, dont les rayons purifient l'air et le renouvellent tout à la fois. C'est donc au midi ou à l'est que les chambres à coucher doivent être ouvertes, de préférence, comme étant les plus salubres. Dans un appartement, la présence du soleil, outre son influence salutaire, l'embellit, l'égaie, le colore ; les draperies ont plus d'éclat, le brillant des parquets, celui des meubles, le poli des glaces présentent des effets de lumière plus purs, plus chatoyans ; cependant le soleil ne doit jamais y régner en maître ; car à la longue il fane les rideaux et les tentures. Des jalousies ou des persiennes hermétiquement fermées sont indispensables dans les appartemens en plein midi.

Si la distribution intérieure est une chose essentielle, la propreté ne l'est pas moins. En principe, pour être sain, un logement doit être suffisamment spacieux et élevé ; dans ces entresols si bas, et ces combles lambrissés, l'air est incessamment altéré par la respiration.

Les appartements élevés peuvent être froids, mais tandis que les autres abrégent la vie, ceux-ci la prolongent. Si donc vous habitez des pièces basses, faut-il au moins qu'elles soient spacieuses.

Les soins minutieux qu'on donne aux appartemens, semblent augmenter chaque jour; en cela nous sommes plus soigneux que ne l'étaient nos pères. On sait que le luxe et la magnificence des palais sous Louis XIV n'empêchaient pas qu'ils fussent fort mal tenus sous le rapport de la propreté, si l'on s'en rapporte à la correspondance de la duchesse d'Orléans, mère du régent. On y lit : « Que le Roi et Monsieur étaient

« habitués, dès leur enfance, à la saleté
« de l'intérieur des maisons, en sorte
« qu'ils ne croyaient pas que cela pût
« être autrement. »

Quelque progrès que nous ayons fait
en propreté, nous sommes sous ce rapport loin d'égaler les Anglais, les Hol-
landais et les Belges, nos voisins. Chez
eux le pauvre comme le riche tient également à ce que le pavé qui entoure sa
maison, le seuil de sa porte, ses escaliers, les parquets soient parfaitement
lavés, séchés et frottés chaque jour.
Nous avons lu quelque part, que l'empereur Charles-Quint visitant la Hollande, s'arrêta dans un village, et que
frappé de l'excessive propreté de la
pièce dans laquelle le recevait un des
notables, il lui témoigna le désir de visiter la chambre à coucher de sa femme;
mais le brave homme s'excusa en priant
Sa Majesté d'attendre qu'il ait été de-
mander la permission. Alors se rendant

près d'elle, il lui fait part du désir de l'empereur. Celle-ci réfléchit un instant, hésite, puis enfin s'écrie : *Non ! je ne le puis permettre, l'empereur ne voudrait pas se déchausser.*

En effet, en Hollande, les femmes ont un tel soin de leur chambre particulière, que le mari même n'y entre point avec ses souliers. Aussi trouve-t-on dans les vestibules, bon nombre de pantoufles de lisière ou de chaussons de drap.

On peut diviser en trois spécialités les appartemens de Paris : appartemens de maître, appartemens de ménage, et appartemens de garçon. Dans les premiers, l'élégance et la commodité ne laissent rien à désirer. C'est là que l'architecte et le tapissier se plaisent à développer toutes les ressources de leurs talens et de leur imagination ; là on peut juger du bon goût et de la fortune du maître. Celui-ci est ordinairement composé d'un premier et second antichambres, d'un salon de réception et d'un petit salon d'attente, de trois ou quatre chambres à coucher, d'autant de chambres d'amis, d'un boudoir, d'une bibliothèque, d'une salle à manger et d'une salle de billard : il faut encore ajouter l'appartement de la femme de charge, la cuisine, l'office, deux chambres de domestiques au moins, deux remises, une écurie et dépendances, souvent un jardin ou au moins une écurie.

L'appartement de ménage est en tout plus restreint, mais il comporte tout ce qui peut rendre la vie douce et confortable. Là tout est moins somptueux ; tout est soigné, commode et d'une gracieuse simplicité.

Pourvu que l'appartement de garçon ait deux ou trois pièces, il peut y être convenablement, surtout si la femme de ménage ou le portier qui le servent sont eux-mêmes soigneux et intelligens.

II. — Convenances à observer dans l'ordonnance du mobilier.

Les rapports qui doivent exister entre le mobilier, l'âge et la mise, méritent bien quelqu'attention. Un jeune ménage peut impunément avoir un ameublement tout-à-fait moderne ; mais lorsqu'arrive la cinquantaine, ce serait un contraste que d'avoir des draperies aux couleurs tendres et un ameublement offrant trop d'élégance ou d'éclat. La négligence de cette prudente omission, un peu triste à la vérité, produit un fâcheux effet : car le visiteur, entrant pour la première fois dans un salon blanc et or à rideaux et ameublement bleu céleste, se représente tout naturellement une jeune femme fraîche et riante. La porte s'ouvre lentement et lui laisse voir une douairière à la tête remuante, au tour symétriquement frisé sur un front ridé.

Certes ce visiteur pourra bien reculer de trois pas , s'il ne reste tout stupéfait. Au contraire, si une sage prévoyance a fait admettre de bonne heure des couleurs plus sévères, il ne peut qu'être agréablement surpris ; la maîtresse de la maison, quelque vieille qu'elle soit, semble rajeunie à ses yeux.

Si enfin nous apportons un soin minutieux dans le choix des couleurs de quelques chiffons de courte durée, combien n'est pas important celui d'un ameublement au milieu duquel on doit en quelque sorte passer sa vie.

APPENDICE.

Blonde imitation.

La blonde est un des objets le plus dispendieux de la toilette d'hiver.

La fausse blonde s'éraille promptement et présente une masse hérissée du plus désagréable aspect.

Ce que nous appellerons *blonde imitation* n'aura pas l'inconvénient des broderies en reprises, ni la cherté des blondes en application de Lyon.

Supposons une blonde pour faire une mantille : achetez un demi-lés d'une aune et demie de long, de ce qu'on appelle *tulle illusion* (que les marchands détaillent depuis qu'on porte des demi-voiles), choisissez-le de belle qualité, c'est-à-dire en soie *corcée* car les tissus trop légers ou trop fins, n'auraient pas assez de solidité et de durée, puisque cette blonde-imitation se blanchira parfaitement si elle a été faite avec soin et à *points pressés.*

Achetez encore de ce qu'on appelle de la gaze-blonde et choisissez bien vos dessins. Découpez-la en petits morceaux carrés, si ce sont des dessins détachés; ou bien en bandes si ces dessins sont en guirlandes.

Après avoir fixé votre *tulle illusion* sur un papier vert ou jaune, vous faufilerez votre gaze par dessus; puis avec une soie torse et très fine, vous tracerez le bord de votre dessin.

Avec la même soie, vous ferez, par dessus le tracé, un petit cordonnet pour fixer le dessin sur le tulle : le soin que vous apporterez à ce travail donnera plus ou moins de solidité à la blonde, si vous la faites blanchir. Votre dessin une fois entouré, vous passerez à points devant, sur ce cordonnet, une soie *demi-torse* et plus grosse, ce qui imitera parfaitement le liseré des dessins de la véritable blonde : une pareille soie devra être employée, pour marquer le bord des dents, sur le cordonnet qui aura été fait.

Pour donner plus de clarté à votre dessin, il faudra, çà et là, tracer des œillets percés avec un poinçon plus ou moins gros, à des distances égales, selon le dessin que vous aurez choisi : on peut faire de cette manière un *semi*.

Après avoir découpé les dents de la blonde à deux lignes de distance du dessin, il faut faire un *point de froncé* formant un autre petit cordonnet après lequel vous coudrez le *picot*. Cette précaution est nécessaire pour que les réseaux de tulle ne s'échappent pas.

Lorsque votre blonde sera *démontée* de dessus le papier, il sera très facile de decouper à l'envers les fleurs, puisque le tulle a de très grands réseaux qui permettent d'y introduire facilement les ciseaux.

De la même manière, on peut se faire de très jolis demi-voiles, et si vous ne tenez pas à faire blanchir votre blonde, les points qui fixent le dessin peuvent être faits plus légèrement encore.

Dans tous les cas, il est nécessaire de mettre une bande de papier de soie sur votre ouvrage au fur et à mesure que vous avancerez, car l'important est d'obtenir une blonde fraîche.

Moyen de changer les Souliers de satin blanc en Souliers de peau anglaise.

Ce procédé est si simple en lui-même, que nous ne l'ussions pas indiqué ici, si toutes les jeunes personnes à qui nous en avons parlé ne nous avaient remer-

cie de notre idée qui, en fait d'économie de toilette, mériterait peut-être
un brevet d'invention.

Lorsque vous avez des souliers de
satin blanc, qui ne sont plus assez frais
pour être portés avec une jolie toilette,
secouez, frappez ces souliers l'un contre
l'autre afin de faire disparaître la poussière ou les taches que des danseurs
maladroits auront imprimé dessus.

Quand ils n'auront plus de poussière,
essuyez-les bien encore avec un linge,
puis à l'aide d'un petit pinceau, allez
chercher au fond d'une bouteille de cirage anglais l'espèce de bourbe qui s'y
dépose ordinairement, pour que le soulier ne soit pas trop mouillé, ainsi que
cela arriverait, si vous vous serviez du
cirage ordinaire ; puis étendez, en petite quantité, cette bourbe sur une brosse
molle, frottez-en légèrement le soulier
dans le sens du satin, et par deux fois
consécutives, sans le laisser sécher ;

puis avec un long pinceau passez le long de la bordure du soulier, en ayant soin de ne pas mettre de cirage en dedans, car cela salirait vos bas. Pendant qu'un soulier s'imprègne, enduisez le second; frottez ensuite avec une seconde brosse propre et sèche; vous obtiendrez un très beau luisant, qui le deviendra bien davantage encore à la seconde opération, et vos souliers auront, à s'y méprendre, l'air de cette chaussure de peau anglaise couleur tête de nègre qu'une femme du bon ton peut porter en tout temps.

Manière de préparer les Gants gras.

Les personnes dont la peau est fine et facile à irriter; celles qui sont sujettes aux engelures, éprouvent pendant l'hiver, des accidens qui, sans être graves, sont douloureux ou tout au moins gênans. Celles surtout qui sont laborieuses auront remarqué que, lorsque les doigts sont gercés, il leur est impossible de faire des ouvrages délicats. Les gants gras portés la nuit, plus ou moins long-temps, selon la gravité des gerçures, rendent à la peau sa douceur habituelle.

Quelques personnes ont l'habitude de préparer elles-mêmes les gants gras avec des jaunes d'œuf, de l'huile d'amandes douces, de la teinture du benjoin et de l'eau de rose. Mais les gants ainsi pre-parés ne valent jamais ceux qu'on trouve tout prêts chez les parfumeurs et les marchands de nouveautés. On ne réussit pas toujours et ils coûtent presque aussi cher.

L'usage des gants de Suède, pendant le jour et la nuit, lorsque les mains ne sont pas fortement gercées, suffit pour les rendre douces.

7

Nettoyage des Gants.

Il est de fort bon ton d'avoir toujours des gants propres et frais ; cependant, quelqu'envie qu'on en ait, cette dépense se renouvelle si souvent, qu'il peut être utile (aux demoiselles surtout) d'indiquer quelques moyens de les nettoyer.

Pour nettoyer à sec les gants glacés, posez-les sur une planche bien propre ; après avoir allongé les doigts, répandez dessus de l'argile à dégraisser, bien sèche, mélangée avec moitié d'alun en poudre ; frottez avec un linge ou de la flanelle, puis faites tomber, avec une petite brosse, cette poussière : frottez-les de nouveau avec du son sec et du blanc d'Espagne. Enfin, après les avoir encore secoués, essuyez-les avec de la flanelle. S'ils ne sont pas trop sales, il suffira de les frotter avec de la gomme élastique.

Les gants non glacés se nettoient avec de la mie de pain bien sèche, comme on s'y prend pour effacer un dessin au crayon.

Pâte économique pour les Mains.

Après avoir pelé quelques pommes de terre jaunes, et de nature farineuse, faites-les cuire dans l'eau ou mieux, à la vapeur; écrasez-les ensuite pour les délayer avec du lait. Cette pâte remplace avec succès la pâte d'amandes; mais elle ne peut se conserver plus de deux ou trois jours.

Pommade pour les Lèvres.

Une pommade bien simple, est de couper en petites parcelles, un peu de cire vierge et de la faire fondre dans une carte sur la lumière, avec de l'huile d'amandes douces, ou avec de l'huile d'olives ; et puis versez-la, tandis que la fusion est chaude, dans une boîte ou sur une carte.

Les pommades préparées exprès par les parfumeurs sont toujours préférables.

Pommade de Concombre.

La seule pommade de concombre donne à la peau de la souplesse et de la fraîcheur ; elle est salutaire dans les diverses affections de la peau : en voici la recette.

Râpez des concombres blancs, dans une égale quantité d'huile d'amandes douces : mettez ce mélange dans un vase de porcelaine ou d'argent ; faites-le chauffer au bain-marie, en l'agitant avec une cuillère ; retirez le vase au moment où l'ébullition va commencer, et passez le résidu à travers une étamine. Remettez ensuite cinq ou six fois la même huile sur de nouveaux concombres râpés, et retirez toujours le vase avant que le bain-marie ne soit arrivé à l'état d'ébullition.

Cette pommade ainsi préparée, toute simple qu'elle est, sera onctueuse et d'une éclatante blancheur. Si on veut en conserver quelques pots, on les couvre d'une légère couche de sain-doux qui garantit la pommade de l'influence de l'air.

Nettoyage et entretien des Bijoux.

Plus les bijoux sont délicats, plus ils demandent de soins. Ainsi, quoiqu'ils soient constamment tenus dans une boîte et recouverts de coton, ils se terniront plus ou moins vite en raison de la quantité d'alliage qui se trouve dans leur composition.

Il suffit, pour leur rendre de l'éclat, de jeter ces objets dans l'eau bouillante,

dans laquelle on aura mis du sel amo-
niac.

Pour le diamant monté à jour, on
prend, pour le nettoyer, une carte de
visite non vernie qu'on déchire en deux;
puis on en fait un petit rouleau qu'on
introduit dans le creux formé par la
monture du diamant.

Les pierres précieuses, comme les
bijoux en or ou en acier, doivent être
préservés de l'humidité. On les entretient en les essuyant avec un morceau
de peau du côté plucheux. L'acier se
dérouille à l'aide d'un mélange d'huile
d'olives et de suie tamisée.

Parfums pour les Appartemens.

Pastilles à la vanille pour brûler.

Poussière de charbon passée au tamis de soie.	1/2 l.
Poudre pure de vanille.	2 onces.
Clous de girofle en poudre.	1 onces.
Sel de Nitre.	1 once.
Storax.	1 1/2
Oliban en larmes.	1 1/2
Gomme Galbanum.	1 1/2
Essence de vanille.	1

Toutes ces poudres devront être extrèmement fines; mélangez et mettez-les dans un verre d'eau de rose dans laquelle vous aurez fait dissoudre deux gros de gomme adragante. Formez ensuite des pastilles avec ce mélange et laissez-les sécher un quart d'heure seulement sur des feuilles de papier. Enfermez-les dans des boîtes en séparant chaque couche d'un petit rond de papier, puis quand vous voulez vous en servir, faites-les brûler dans un brûle-parfum de bronze. Il est bien entendu qu'on peut réduire de moitié ou du quart, chacune de ces poudres, si l'on veut une moins grande quantité de pastilles.

Manière de remettre les rubans à neuf.

Il suffit d'avoir noué deux fois les brides d'un chapeau, pour qu'elles soient chiffonnées. Fort souvent aussi les rubans de gaze, frais encore, mais qui, par un accident ou un emploi quelconque, se trouvent froissés, sont mis de côté, parce que le fer à repasser dont on se sert habituellement pour les dechiffonner, les a entièrement ramolis. Eh bien, il est un moyen très simple de leur rendre l'apprêt qu'ils ont perdu, il ne s'agit que de faire bouillir de l'eau dans une casserole ou tout autre vase; quand elle est en pleine ébullition, présentez votre ruban à la vapeur en le faisant tenir bien étendu par l'un des bouts, tandis que vous le tenez de l'autre; aussitôt que la vapeur a pénétré le ruban, changez-le de place sans y toucher. Une minute suffit pour le sécher après et lui redonner l'apprêt qu'il semblait avoir perdu lorsqu'il était chiffonné.

Encre sympathique.

Ecrivez avec une dissolution de muriate de cobalt; l'écriture devient illisible en séchant; en chauffant le papier, l'encre reparaît et prend une très belle couleur verte.

RENSEIGNEMENS DIVERS.

— :⚬: —

Pour compléter ce petit traité, nous avons pensé que nos lectrices nous sauraient gré de leur indiquer les personnes qui, par leur talent ont mérité la réputation dont elles jouissent, et auxquelles on peut s'adresser en toute sécurité, selon leur spécialité.

CONFISEURS.

Bonnet, place de la Bourse, 51.

Dardouillet, petits fours d'office, confitures, liqueurs, sirops, etc., rue Grammont, 7.

Dupont-Journet, rue St-Martin, 289.

Hugel, bonbons mauritains pour la voix, rue Vivienne, 2 bis, au magasin de musique.

CHOCOLAT (FABR. DE).

Delvaille fils, rue Grammont, 28.

Devinck (J.), rue St Honoré, 285, près le passage Delorme.

Marquis, fourniss. de la Reine, passage des Panoramas, 58 et 59, et rue Nve-Vivienne, 44.

Perron, rue Vivienne, 9.

CORSETS (FABR. DE)

Bacqueville, orthopédiste breveté, inventeur du corset adénocompressif pour la dissolution des glandes dans le sein; corsets mécaniques et autres, et ceux pour la déviation de la taille; dépositaire des sous-jupes Delannoy, des corsets sans coutures Werly et des ceintures périodiques de Mme Dupré, rue Neuve-des-Petits-Champs, 69, au premier.

Bergeron, corsets pour les difformités, passage du Grand-Cerf, 45.

Josselin, breveté, dos et bucs de corsets qui se lacent, se délacent et s'enlèvent en une seconde , agrafes hygiéniques et bouffans mécaniques pour manches de robes, boucles mécaniques sans ardillons pour ceintures de dames, rue du Ponceau , 2, et rue de la Paix, 15.

Pousse, connu pour les corsets merveilleux, rue Montmartre, 171.

CORDONNIERS.

Barbier-Poisson, rue St.-Honoré, 248.
Baudrant, rue St.-Honoré, 548 bis.
Bobin, galerie de Chartres , 23, 24, 25.
Chapelle, boul. des Italiens, 20 bis.
Jacobs, rue de la Paix, 28.

COUTURIÈRES.

Alexandrine, rue Vivienne, 26.
Bara-Brejard Mme, rue du Hasard , 6.
Doncorps Mme, rue d'Alger, 10.
Sedille Mme, rue Nve-St.-Marc, 10.

DENTISTES.

Baudequin, rue St.-Honoré, 295.

Désirabode, dentiste du Roi, Palais-Royal, 154.

Mayenne, rue du Petit-Carreau, 2.

GANTIERS.

Ayre (Mme), boulevart des Italiens, 2.

Broquet, Palais-Royal, galerie Montpensier, 48.

Cousin jeune et Cuthbert, r. Vivienne, 2 et r. Nve-des-Petits-Champs, 6.

Mayer, gants pour bal boutonnés et lacés, rue de la Paix, 26.

Préville, passage du Saumon, 50, 52.

GRAVEURS.

Hagenbuch, rue Tronchet, 17. Cachets, timbres, griffes, plaques et écussons; taille-douce, lithographie et typographie;—cartes de visites, billets de mariage, de soirées, d'accouchement, de décès, etc., etc.

Girault, galerie Vivienne, 51.

JOURNAUX.

La France Musicale, journal des artistes et des gens du monde, paraissant tous les dimanches avec 24 colonnes de texte et publiant des morceaux de chant, de piano, des portraits d'artistes : les abonnés à ce journal ont droit à des entrées dans tous les concerts.—Rédacteurs en chef directeurs, Escudier frères.—Rue N² St-Marc, 6. —24 f. par an et 28f. pour la province.

Gazette de la Jeunesse, seul journal écrit pour les jeunes gens des deux sexes, qui parait tous les samedis. — Instruction morale, éducation, amusement.— Elle s'adresse aussi aux parens et aux etablissemens d'éducation, car elle renferme un bulletin officiel de l'instruction publique et des renseignemens utiles sur tout ce qui concerne les enfans.—16 colonnes de texte in-4°, edition de luxe. — A. Bouché,

rédacteur en chef.—P. Millaud, direc-
teur.— 20 f. par an pour Paris et 25
pour les departemens.

Le Follet, Courrier des Salons, journal
des modes, litterature, arts, varietes
et annonces. Tous les dimanches une
livraison de 8 pages de texte : il donne
7 gravures par mois. Pour Paris, 1 an
26 fr., 6 mois, 15 fr., 3 mois, 6 fr. 50 c.
Pour la province, 28 f. 14 et 7 f. ; 50 c.
en sus par trimestre pour l'étranger.
—Boul. St-Martin, 61.

LIBRAIRES.

Adde, boul. Poissonnière, 17.

Amyot, rue de la Paix, 6, belles et riches
reliures.

Breteau et Pichery, gal. de l'Opera, 16.

Charpentier, Palais-Royal, galerie d'Or-
leans, .

Curmer, rue Richelieu, 49.

Dauvin et Fontaine, passage des Pa
noramas, 35.

Daubrée, galerie Vivienne, 46.

Garnier, rue St-Honoré, 338. Grand assortiment de livres de piété ; riches reliures.

Grimpelle, rue Poissonnière, 9.

Hautecœur-Martinet, rue du Coq-Saint-Honoré, 13 et 15.

Ledoyen, Palais - Royal, galerie d'Orléans, 51.

Leroi, galerie Véro-Dodat, 26, et place St-Germain-l'Auxerrois, 24.

Lingères.

Arnaud-Lechat (Mme), rue de la Chaussée-d'Antin, 12.

Lallemand (Mme), boul. Montmartre, 15.

Le Rouzic (Mme), rue de Choiseul, 15.

Magu, rue de la Bourse, 4.

Modes (March. de)

Alexandrine (Mlle), rue d'Antin, 14.

Astier (Mme), passage du Saumon, 15.

Beaudrant, rue Nve-St-Augustin, 41.

Hermel (Mme), rue Laffitte 1, Cité des
Italiens.
Hocquet (Lucy), rue de la Paix, 28.

NOUVEAUTÉS (MARCH. DE)

Allain (Mme), r. Ste-Croix-d'Autin, 11.
Berton, rue du Petit-Carreau, 20.
Chevreux et Legentil, r. Poissonnière, 55
Delisle, rue de Grammont, 15.
Gagelin, rue Richelieu, 93.
Lachapelle frères, étoffes pour ameuble-
mens, rue Poissonnière, 15.
Simon et Noutier, succ. de Ternaux,
châles cachemires, indous, laine, etc.,
rue des Fossés-Montmartre, 2.

PAPETIERS.

Chaulin, breveté, rue Saint-Honoré,
218, au coin de celle Richelieu. On
trouve dans cette maison les articles
de dessin et tout ce que l'on peut désirer en nouveautés et bijouteries.

8

Giroux, rue St'Honoré, 1, et toutes sortes d'articles de goût et fantaisie.

Marion, cité Bergère, 14, et rue Vivienne, 19.

Massue, passage du Saumon, 59 et 61.

Susse, place de la Bourse, articles recherchés et peintures, etc.

PARFUMERIE.

Parfumeurs en gros.

GELLÉ frères, rue des Vieux-Augustins. 58.

On trouve chez ces parfumeurs renommés les articles les plus recherchés. Nous ne citerons que les suivans, inventés ou perfectionnés par eux.

EAU D'ALBION, SERVANT PARTICULIÈREMENT A LA TOILETTE DES DAMES. Après avoir créé la rose, la nature.

cédant à une sublime inspiration, ima-
gina la beauté; mais prodigue de ses
dons, elle fut avare de leur durée; des
fleurs les plus brillantes, elle en fit les
plus éphémères. Un souffle va ternir
cette reine du parterre qui s'entr'ouvre,
si fraîche, aux premières larmes de l'au-
rore; le soir la trouvera penchée et flé-
trie sur sa tige si nul ne vient la préser-
ver des rayons d'un soleil trop ardent.
Rassurez-vous, une main amie veille sur
elle; le botaniste intelligent lui prête un
secours salutaire; il l'entoure de soins
délicats; il ranime la sève prête à aban-
donner ses faibles rameaux, et cette
fleur, frêle objet de ses affections, belle
aujourd'hui, sera belle demain, belle
jusqu'à la fin. — Ce que l'habile jardinier
fit pour la rose, le chimiste éclairé ne
saurait-il donc le faire pour la beauté?
Ce que la science a opéré pour Ninon, si
célèbre par ses attraits, ne pouvait-elle
donc se reproduire pour cet essaim de

jolies femmes, jalouses avec raison de conserver le plus précieux des avantages?...Sans doute elle le pouvait; mais il fallait pour cela interroger, à force de veilles et d'études, l'art et la nature. — C'est ce que nul, jusqu'à présent, n'avait osé entreprendre; c'est ce que les inventeurs de l'Eau d'Albion ont fait avec succès.

Extraite des plantes les plus rares, des aromates les plus précieux; renfermée dans un flacon d'une forme élégante et nouvelle, dont la coquetterie a présidé au gracieux confectionnement, elle ne s'en échappe que pour exhaler les plus suaves parfums et prodiguer à la beauté ses bienfaits lents, mais toujours certains.

SAVON ALBATRE AU BLANC DE PERLES, POUR BLANCHIR LA PEAU. Constamment guidés par le désir d'offrir au public un produit detersif et emollient, MM. Gellé frères se sont livrés à de nombreux essais chimiques, et ont été assez heureux pour voir enfin leurs travaux couronnés de succès.

Le SAVON ALBATRE, ce Savon par excellence, ce nec plus ultra de l'art du Parfumeur, dont la base principale est l'huile de Coco, dont les propriétés sont toutes édulcorantes, doit atteindre essentiellement le but que ces parfumeurs se proposaient depuis longtemps.

Propre à divers usages, il s'emploie principalement pour la barbe, la toilette des dames et les bains.

Entièrement végétal et dégagé de toutes substances alcalines, ce nouveau produit est des plus favorables à la peau; sa qualité distinctive est de produire les mêmes effets dans toutes sortes d'eau, avec la même abondance de mousse. Quant à l'économie, il l'emporte de beaucoup sur tout autre Savon. Sa composition prouve évidemment sa supériorité. Tout le monde sait que les substances végétales seules sont exemptes de causticité.

Dans la fabrication de ce Savon, ils ont fait usage d'un procédé infaillible ; et ce procédé restera secret à leurs concurrents. En conséquence, nous engageons les consommateurs à se tenir en garde contre les nombreuses contrefaçons qui ne manqueront pas de surgir.

Pour garantie de son origine et de sa pureté, ce Savon, de forme nouvelle est contenu dans un imprimé et toujours revêtu de leur signature.

BANDOLINE FIXATEUR, pour **LISSER ET FIXER LES CHEVEUX.** Après s'être coiffé, la dernière opération à faire pour fixer les cheveux d'une manière souple et solide, est d'imbiber légèrement une éponge du mucilage fixateur et la passer à plusieurs reprises sur l'endroit que l'on veut lisser. La partie humectée prend en séchant une couleur agréable et lustrée. Le principal avantage de cette composition est de donner aux cheveux une souplesse telle qu'on peut leur faire prendre toutes les formes possibles.

RÉGÉNÉRATEUR GELLÉ FRÈRES, POUR FAIRE POUSSER LES CHEVEUX, LES EMPÊCHER DE TOMBER, LES FORTIFIER ET LES EMBELLIR. — Faire pousser les cheveux, les épaissir, les empêcher de tomber, les fortifier et les embellir, telles sont les qualités incontestables du **RÉGÉNÉRATEUR**.

D'une odeur douce et incorruptible, le Régénateur répand sur toutes les têtes où les racines capillaires existent, un germe qui se propage et finit par reproduire une belle chevelure. Une notice indiquant la manière de s'en servir enveloppe toujours l'élegant flacon qui contient ce spécifique.

EAU DE COLOGNE PERFECTIONNÉE. — Cette eau balsamique, vulnéraire, spiritueuse est douée du parfum le plus suave. Formulée avec le soin qu'exige une préparation aussi compliquée, les propriétés généralement connues de l'Eau de Cologne en ont fait une eau merveilleuse. l'Eau de Cologne de **MM.** Gellé frères mérite la préférence sur celles de ses nombreux rivaux par le soin et la perfection qu'ils mettent a sa composition.

ELIXIR DE ROSES, ET POUDRE VÉGÉTALE POUR LA CONSERVATION DES DENTS. — Cet Elixir, composé de sucs de **Roses** et de tout ce que le règne végétal offre de plus précieux, a la vertu de raffermir les dents chancelantes, de les conserver saines, d'arrêter les progrés de la carie, d'apaiser la douleur, de donner de la fraîcheur à la bouche et de lui laisser un parfum des plus agréables. Il empêche l'haleine de se corrompre, et neutralise la mauvaise.

Quant à la poudre, composée de végétaux formés en petits grains, elle a, par sa consistance, la vertu d'enlever le tartre; les petits grains de cette poudre se dissolvant lorsqu'ils sont pressés, ils ne peuvent endommager l'émail des dents ni les gencives, même les plus sensibles.

VINAIGRE BALSAMIQUE DE FLORENCE. — De tous les vinaigres composés pour la toilette, celui de *Florence* est le seul, peut-être, qui se distingue avec avantage de ceux connus jusqu'à ce jour; ses éminentes propriétés le font regarder comme indispensable sous le rapport de la propreté. C'est un oxymel doux, apéritif et très rafraîchissant. Quelques gouttes versées dans un demi-verre d'eau suffisent pour en former un très beau lait virginal, qui s'emploie avec succès pour les ablutions journalières et les bains.

COMPOSITION SOUAVE (importation d'Afrique), pour teindre soi-même à la minute, moustaches et cheveux. Rien n'est plus simple et plus facile que l'emploi de cette teinture ; nous ne saurions trop la recommander pour ses qualités précieuses.

CRÈME DE PERSE, POUR RAFRAICHIR LE TEINT. — La douceur et la blancheur de la peau doivent être l'objet des soins les plus assidus d'une femme.

Le secret de la composition de la *crème de Perse* n'est pas encore divulgué, et les imitations qu'on a essayées jusqu'à ce jour n'ont que fait ressortir davantage l'excellence de sa composition.

Venant directement d'Ispahan, MM. Gellé la garantissent pure, et nous la recommandons avec assurance.

CRÈME COSMÉTIQUE D'AMANDES AMÈRES (SAVON LIQUIDE), POUR LES MAINS ET LES BAINS. — Extraite d'amandes choisies, de parfaite qualité, purifiée avec soin, la crème d'amandes amères, d'une odeur délicieuse, d'une couleur agréable, d'un moëlleux parfait, est, sans contredit, le détersif le plus utile. Il est d'un usage facile et se conserve longtemps.

Nota. Tous les cosmétiques qui sortent des magasins de ces parfumeurs, sont accompagnés d'imprimés indiquant la manière de s'en servir.

Parfumeurs en détail.

CHARDIN, rue du bac, n. 12.

GELLÉ FRÈRES, rue des Vieux-Augustins, n. 53.

FLANDIN, rue de Richelieu, n. 31.

HOUBIGANT-CHARDIN, rue du faubourg St-Honoré, n. 19.

LABOULLÉE, rue Richelieu, n. 93.

LUBIN, rue Ste-Anne, n. 55.

NAQUET, Palais-Royal, n. 152. On trouve dans ses riches magasins tous ces élégants articles de goût et de fantaisie qui forment le complément obligé de la parure des dames.

SÉVIN, 17, rue Tronchet. Parfumerie, ganterie, brosses en écaille, ivoire, etc. Maison à Dresde, 226, Schloss Gasse.

COIFFEURS.

Nous citerons en première ligne MM.:

Ferd. CROIZAT (breveté), rue de l'Odéon, n. 55.

EDOUARD, rue de Choiseul, n. 8.

MARITON, rue St.-Honoré, 211. Tient un assortiment complet de peignes.

HAMELIN, passage du Saumon, n. 21.

NARDIN, rue des Martyrs, n. 45.

Normandin, passage Choiseul, 19.

Aubril, au Palais-Royal (galerie de Valois, 138 et 139); tient en outre tout ce qui concerne la coiffure, et dans un second magasin, les dames trouveront un assortiment complet de fort belles ceintures, de rubans et de ces *riens* aussi jolis qu'indispensables, et que la mode impose à qui veut suivre ses caprices.

Molière, successeur de **Michalon**, galerie d'Orléans, 9 ; tient également un magasin de nécessaires et d'objets de fantaisie.

Les frères **Chevalier**, coiffeurs de l'Académie Royale de Musique, l'un rue Cadet, le second, rue de Provence, 3, méritent de notre part une mention toute particulière.

Smal, Palais-Royal, gal. Richelieu, 7.

Foulard, rue de Richelieu, n. 97. Paris renferme encore une foule d'artistes coiffeurs recommandables que notre petit cadre ne nous permet pas de citer.

Table des Matières.

—[∗∗∗]—

Préface. 5
Des bains et de la propreté en général. 11
De la Peau. 15
De la Tête et de la chevelure. 17
Des Yeux. 20
De la Bouche et des Dents. 21
Du Nez et des Oreilles. 25
Des Mains et des Ongles. 27
Des Pieds. 51
Habitudes hygiéniques. 52
De la mise, ou choix des ajustemens. 54
Du Linge. 59
Des Corsets. 44
De la Chaussure. 48
Des Chapeaux. 54
Des Gants. 55
Des Bijoux. 56
De l'ensemble et de l'harmonie en fait
  de toilette. 58
De la Mode en général. 61
Toilette des dames et des demoiselles. 64
Des Gestes, de la Grâce et de la
  Raideur. 67

Transitions.

Entente d'une Corbeille de Mariage.

Des denils convenables.

Considérations générales sur le choix des appartemens, leur entretien, leur salubrité.

Convenances à observer dans l'ordonnance du mobilier.

Blonde imitation.

Moyen de changer les souliers de satin blanc en souliers de peau anglaise.

Manière de préparer les gants gras.

Netoyage des Gants.

Pâte économique pour les mains.

Pommade pour les lèvres.

Pommade de concombre.

Manière de remettre les rubans à neuf.

Pastilles à la vanille pour brûler.

Netoyage et entretien des bijoux.

Encre sympathique.

Renseignemens divers.

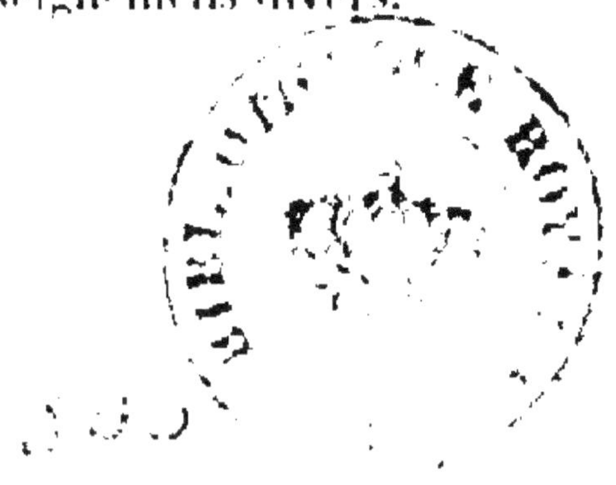

www.ingramcontent.com/pod-product-compliance
Lightning Source LLC
LaVergne TN
LVHW050830200726
843507LV00001B/256